眼科切要

国医大师唐由之眼科古籍珍藏

清·王锡鑫 著

王慧娟

亢泽峰　张明明　校注

李飒　郑紫薇　参校

中国中医药出版社
·北京·

图书在版编目（CIP）数据

眼科切要 /（清）王锡鑫著；王慧娟，亢泽峰，张明明校注 . -- 北京：中国中医药出版社，2024. 11.

（国医大师唐由之眼科古籍珍藏）.

ISBN 978-7-5132-9051-7

Ⅰ. R276.7

中国国家版本馆 CIP 数据核字第 2024DK3025 号

中国中医药出版社出版

北京经济技术开发区科创十三街 31 号院二区 8 号楼

邮政编码 100176

传真 010-64405721

河北品睿印刷有限公司印刷

各地新华书店经销

开本 880×1230 1/32 印张 4.5 字数 84 千字

2024 年 11 月第 1 版 2024 年 11 月第 1 次印刷

书号 ISBN 978 - 7 - 5132 - 9051 - 7

定价 29.00 元

网址 www.cptcm.com

服 务 热 线 010-64405510

购 书 热 线 010-89535836

维 权 打 假 010-64405753

微信服务号 zgzyycbs

微商城网址 https：//kdt.im/LIdUGr

官 方 微 博 http：//e.weibo.com/cptcm

天猫旗舰店网址 https：//zgzyycbs.tmall.com

如有印装质量问题请与本社出版部联系（010-64405510）

前言

中医眼科作为中医学的重要组成部分，历经千年传承与发展，形成了独特的理论体系，积累了丰富的临床经验。随着现代医学的进步，越来越多的研究者和临床工作者开始关注中医眼科古籍的价值与应用。本书即为国医大师唐由之工作室启动的中医眼科古籍整理项目的系列丛书之一。国医大师唐由之工作室近年来在整理唐老多年珍藏的诸多古医籍的基础上，工作人员调查走访了北京、上海、广州、成都、重庆等十几个省市，查阅相关图书馆、资料室和民间散落的中医眼科文献资料，不断搜集各类中医眼科古籍著述及版本，意在重新梳理中医眼科古代论述，深入挖掘中医眼科学术发展的渊源、脉络、流派等。为了更好地传承和发扬中医眼科古籍宝贵论述，我们决定对《眼科切要》等书进行整理与研究。

校注说明

　　《眼科切要》乃清代著名中医王锡鑫（1808—1889，字文选，号亚拙山人、席珍子）所著，是研究中医眼科的重要专著之一。作者在巴蜀地区享有较高的声望，在内、外、妇、儿、眼科方面造诣较深，《眼科切要》是其博览既往医籍并结合自身临床经验而编写的一本眼科专著，属于《医学切要全集六种》之一，成书时间为清道光二十七年（1847）。

　　该书开篇第一部分为眼科切要歌并序，将眼科临证辨证要点以歌诀形式进行编排，朗朗上口。第二部分展示眼科全图、论述五轮八廓、眼科辨证要点、眼科识症详明金玉赋、眼病歌诀及药性光明赋等。此后详列眼科外障治法并症方、内障治法并症方、眼科药方、眼科杂方，论述点眼药药性、炮炼法和随症用药加减（后附部分眼科杂方摘自《证治准绳》），为一本详细的眼科诊疗手册和专科方剂大全，为清代代表性眼科专著之一。

　　在整理与研究过程中，我们收集到《眼科切要》5个版本，分别是板存重庆府较场草药街饶刻本、清道光万邑王氏刻本、古渝蔚文山房珍藏本、古渝善成堂刻本和重庆绕通国堂刻本。在综合考虑刊刻时间，字迹清晰程度，页面装订错误、缺失程度和错假字数量等因素后，最终确定以清道光二十七年丁未（1847）重庆府较场草药街饶刻本作为底本，并以清道光二十七年丁未（1847）重庆绕通国堂刻本为主校本，参校本为清道光万邑王氏刻本。

本书校注方法如下：

1. 原书为繁体字竖排，今改为简体字横排，加以现代标点；凡文中表示文字方位的"右"字统一改为"上"。

2. 校勘：综合运用各个版本进行对照，对原文脱、讹、倒、错等，底本明显错误者改正不出校记，存疑者原文不改、出校说明其互异之处。

3. 异体字、古字、俗字径改，不出校记。

4. 对难字、生僻字加以注音、注释。

5. 对原书中因写刻致误的明显错别字，以及日曰混淆、已巳舛误之类，予以径改，不出校。

6. 对原书中中药名称、专业名词，古今用法不一、前后用法混乱者，以今之用法为准，予以径改。如蔓京子用蔓荆子，青箱子、清相子用青葙子，牛夕用牛膝，蛇退用蛇蜕，硃砂用朱砂，五棓子用五倍子，蚊蛤用文蛤，蜜蒙花用密蒙花，血羯、血竭用血竭，石羔用石膏，白寇用白蔻，努肉、弩肉用胬肉，瞳人用瞳仁，梹榔用槟榔，羌螂用蜣螂，白合用百合，牛旁子用牛蒡子，旋复花用旋覆花，等等。

7."外障治法并症方目录"及"内障治法并症方目录"中有药方码式，现一律改为阿拉伯数字，于此说明，文中不再出注。对两目录中所引药方序号与"眼科药方"部分不一致者，以"眼科药方"部分序号为准，错误序号予以径改。

8.中药剂量问题：本书为清代成书，采用16位进制，即1斤=16两=160钱。故书中1两=30g，1钱=3g，1分=0.3g。绿豆大约为0.07mL，梧桐子大约为0.25mL。

9.书中载有"符咒"等内容，这次整理予以删除，但保留篇目。

在开展调查访问、史料搜集的过程中，得到了中国中医科学院、北京中医药大学、成都中医药大学、广州中医药大学等各研究机构、高等院校图书馆和相关管理部门的鼎力支持和帮助。在此，谨向对本书给予关心和支持的有关单位及领导、友人等表示诚挚的谢意！

限于编者的整理编写水平，书中错谬或不妥之处在所难免，祈望读者提出宝贵意见，以便再版时修订提高。

编者

2024年8月于北京

目录

眼科切要序

　　昔至圣见瞽[①]者，必以貌诚以恻隐之心，矜不成人，欲使天下无瞽者而不能，而于吾身见瞽者而不忍也，是心也；人皆有之，所以创为《方书》，以调治者不少，无如专门名家言症，惟恐不详立方，惟恐不傋[②]博览，旁搜浩无涯涘，在明哲辈或能提纲挈领神明其要，而单姓寒门，间有略知文意者，或偶沾微恙欲延医而不能思，借书以自疗，展卷之下，未免向若而叹，是著书之不切，则济人犹有限也惟。

　　王子锡鑫，智慧、天赋、慈祥性成，凡醒世利物之书，无不慕刻印送，而于眼科一道，尤本其所能者加之意焉，盖素得明师传以真诀，数十年遵行，屡获奇效，但恨所济无几，莫能如其所愿，于是汇群书之精，酌一心之准，因症列方，简截了当，俾人一览便晓，虽未详叙症自何起方由何用，然皆参互疑似，闲以归于一者也，又奚必令阅者之苦，浩繁乎！（余）亦粗识医理，于眼科尤不敢问世幸，癸卯友教鱼泉得与王子朝夕

----

① 瞽（gǔ）：瞎，盲人。
② 傋（gòu）：愚昧无知。

谈及医道，其获益者良多，不数月王子以手录眼科见示。

（余）观其立法之善，而嘉其居心之厚也。因颜之曰："眼科切要，且志言于编，首以公世云"。

时

道光癸卯年秋八月望五日。

湖北监邑文生，锦城（契弟）李属官拜

撰

眼科序

凡人一身之要者，莫如两目。夫目受病，必觅良医主治，若差顿成盲瞽，故或遇风寒，目痛火极翳障，或因肾水亏虚，肝火妄动。病既分乎内外，治必审乎重轻，是以眼科为诸科之首；如古今所传眼科诸书，岂无善本，然或择焉，而不精语焉，而不详至博大精深者，浅学支离辈，不过窥其藩篱，究未能抉其奥旨，每有望洋而叹，又安冀得心而应手哉。（予）友王君亚拙醇雅士也，博览群书，深明大要，既不肯苟就功名，又不肯独善其身，待聘无期，济世心切，弃儒业医，以遂其志，数十年来活人甚众，因纂辑古今诸科方书各集一册，使穷乡僻壤开卷了然，而眼科尤其所长，欲付枣梨[1]，问序于（予），嘉其方不私秘，能公诸海内，是即仁人之存心也。乐为之序。

理民府，庠生[2]，颜毓兰；文轩氏拜跋。

眼科切要歌并序

上古医治始岐黄，历代名医各立方，

集有眼科数十种，视法调治无不臧，

无外寒热与虚实，初学读之易渺茫，

余经此科已数载，阅历自信不敢藏，

遂将诸书当要者，集成一卷便察方，

要知目中精微论，聊作俚歌其相商，

瞳神黑眼法于阴，白眼赤脉本属阳，

阴阳相合如日月，晴明皆由五脏光，

五脏六腑精华气，聚于眼中各有疆，

---

① 欲付枣梨：指刻版刊印书籍。梨枣：旧时刻书多用梨木枣木，古代称书版。

② 庠（xiáng）生：指科举时代府州县学的生员。

瞳子骨精本由肾，　黑眼筋精肝之光，
络眦血精心脉现，　白眼气精肺之芒，
约束肉精脾之本，　五脏虚实现明堂。
看眼必须先净手，　恐秽目中有神光，
先看瞳神色清浊，　尤审大小细思量，
瞳仁散大肾虚的，　瞳仁枯小肾火扬，
虚极坑陷生云翳，　热极目珠痛非常，
大眦红者心热实，　小眦淡红心虚惶，
黑睛高起肝郁热，　淡红浸睛血虚张，
若是青睛蓝且陷，　手足不仁肝气伤，
胆虚口苦心惊悸，　睛边黄色胆之殃，
胞胳虚肿软不赤，　实肿红坚脾热张，
烂眩风眼本脾热，　祛风清热加凉黄，
白睛影红肺气虚，　白睛红甚风热彰，
破血清热兼疏散，　火重热溢于大肠，
热极生翳先散翳，　翳散而后用清凉，
眵多而结肺之实，　眵多不结肺虚防，
白睛黄红主湿热，　黄胆眼黄有阴阳，
黄如败草寒伏久，　气积有迹眼中藏，
白睛青色脾肾虚，　寒病将愈眼角黄，
眼泪冷者药兼温，　眼泪热者药宜凉，

4

眼能近视阴气足，眼能远视有阳光，

上午痛甚阳有余，下午痛甚阴气伤，

如斯视问细斟酌，方才诊脉有主张，

辨别寒热与虚实，男妇老幼各异方，

虚者养血清风主，实者疏散重清凉，

至于外现百般证，金玉赋中不可忘，

读者便能看眼疾，用药切勿太寒凉，

只要分别虚实的，医者虽柔也必强，

克将灵枢细研究，亦能希贤希岐黄。

此卷集成已数载，欲刊公世心不遑，

丁未余客巴子国，幸遇邱君好生堂，

又有传君怡如者，二位倡捐功难量，

惟愿世间无瞽目，存心济世自荣昌，

更愿同人多印送，传方救人寿而康，

将歌代序刊诸首，休哂①下里笔轻狂。

时

道光二十有七年，丁未岁秋，七月吉日，万邑王文选锡鑫氏书于古渝城八景宫之悟元书斋。

---

① 哂（shěn）：讥笑。

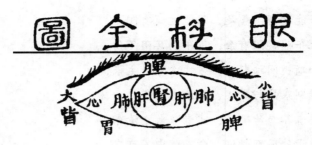

图1 眼科全图

目中五轮八廓所属

肝属木曰风轮，在眼为黑精；

心属火曰血轮，在目为二眦；

脾属土曰肉轮，在目为上下胞；

肺属金曰气轮，在目为白仁；

肾属水曰水轮，在目为瞳神；

胆之腑为山廓，又名清净廓；

大肠之腑为天廓，又名传送廓；

膀胱之腑为泽廓，又名津液廓；

肝之腑为风廓，又名养化廓；

肾之腑为水廓，又名会阴廓；

命门之腑为火廓，又名抱阳廓；

脾胃之腑为地廓，又名水谷廓；

小肠之腑为雷廓，又名关前廓。

大小眦属心，病则赤，大眦赤则心实，小眦淡赤则心虚；亦主小肠，或昏热赤烂肿疼，多生浮翳，血贯瞳仁，若大眦先赤而传小眦，左眼先病而传右眼，其病在心。

黑睛属肝，病则昏花黑暗。头疼流泪，其病在肝。

上下胞睑属脾胃，病则胞肿起胬肉，外廓生小块，名偷针，又或拳毛倒睫，其病在脾。

白精①属肺，病则白睛肿起，多生瘀肉有泪，或白膜侵睛，名曰气障，其病在肺。

瞳仁属肾，病则目昏暗，瞳仁青绿，头疼冷泪多，视物若堆烟，或青盲内障，其病在肾；若瞳仁大而有窟者难治。

示目至论

人之有两目者，犹天之有日月也；日月有明，照临万方。

---

① 精：疑为"睛"。

若烟雾障天，则明者暗矣；两目有神，旁烛万物，若风火发越，则神斯耗矣。

善调摄者，安养天和。使气血常运，何至有目痛之患乎！惟夫七情内攻，六气化感，加以酒色过度，当风眺望，或冒热奔走，宿水洗面，不知自惜，是以病其目也。分而言之，眼皮上下，皆属于脾，皮红湿烂，皮火上蒸也。两眦左右，皆属于心，眦肉绽红，心火上炎也。四围白睛，皆属于肺，白有红筋，肺火上腾也。乌轮圆大，皆属于肝，两轮肿痛赤色，肝火上冲也。轮内之瞳，皆属于肾，两瞳昏痛，肾火上升也。总而言之，皆以肝为主，肝火上动，诸经之火从之，而痛斯作矣。然又有连劄①多泪，痒不可忍者，风也，风动肝木，吹嘘鼓舞，故连劄不止，其所以泪多者，泪为肝之液，风行而水流故也，其所以痒不可忍者，多也，纯乎风而无火，故但痒而不痛也。又有瞳子散大而无光者，肾虚也；肾水不足，无以滋养肝木，肝木无力，不能收敛英华，故散大而无光也。又有视物昏花者，气虚也；干枯少润者，血虚也；羞明喜暗者，虚极也；眩晕不定者，风痰壅也；眼眶胀痛者，肝气盛也。银海又云，乌轮赤晕刺痛浮浆，此肝热也；眼生清泪，枯黄绕睛，此肝虚也。瞳仁开大淡白偏斜，此肾虚也；瞳仁焦小或带微黄，

---

① 连劄（zhá）：两眼频繁眨动，眼胞开合失常，时时眨动，不能自主。

此肾热也；一虚一实，此其验之。

若拘急牵瞍，瞳青胞白，痒而清泪，不赤不痛，是谓之风眼。乌轮突起、胞硬红肿、眵泪湿浆，里热刺痛，是谓热眼；眼昏而泪，胞肿而软，上壅朦胧，酸涩微赤，是谓之气眼；其或风与热并，则痒而浮赤，风与气搏，则痒涩昏沉，血热交聚，故生浮肤粟肉，红缕偷针之类。气血不至，故有渺视胞垂雀目盲障之形；淡紫而隐红者为虚热，鲜红而蠹①赤者为实热；两眦逞露生胬肉者，此心热血旺。白膜红膜如伞纸者，此气滞血凝，热症瞳仁肉壅，白睛带湿，色浮而赤者也；冷症瞳仁青绿，白睛枯槁，气沉而浊也。

眼热日久，复感风寒所乘，则赤烂。眼中不赤，俱为痰饮所注，则作痛。肝气不顺而挟热，所以羞明怕日，热气畜聚伤胞，所以眼闭难开。总之热在肺，红筋生于白睛，热在脾，疥点遍于目唇，至于热翳易起于肺，肺家受热，轻则朦胧，重则生翳，如珍珠如碎米者易散，如梅花如水瓷者难消。虽翳以热生，治法必先退翳，而后退热，然退热又先以清心凉肝，调血顺气为上。若是虚症，以当归地黄润之，不可轻用热药，况肾家恶燥，肝亦好润，医者当精而治之，有火则泻火，有风则散风，气虚则补气，血虚则补血，虚极则补虚，风痰壅则消风去

① 蠹（dù）：蛀蚀器物的虫子。～虫。

痰，肝气盛则抑肝顺气，亦当养血调脾，凝神守心，论治目之神方讵能①逭②乎哉。

脉云

左寸洪数，心火炎也；关弦而洪，肝火旺也；右关俱弦洪，肝木挟相火也；两尺浮洪，肾水竭而风热盛也。

眼科识症详明金玉赋

论目之病，各有其症，识症之法不可不详，故曰："症候不明，愚人迷路，经络不明，盲子夜行，可不慎乎？"

凡观人目而无光华神色者，定是昏朦。男子必酒色劳役气怒，女子郁结风多，气血虚损，则目疾昏花，因之而起。欲宜

---

① 讵（jù）能：岂能。
② 逭（huàn）：逃避。～暑（避暑）。

先察部位形色，次辨虚实阴阳，更别浮沉，当知滑涩，看形色之难易，详根脚之浅深。

经云：阳胜阴者暴①，阴胜阳者盲。虚则多泪而痒，实则多肿而痛，此乃大意然也。夫血化为真水，在脏腑而为津液，升于目而为膏汁。得之则真水足而光明、眼目无疾，失之则火邪盛而昏朦，翳障则生，是以肝胆亏弱目始病。脏腑火盛珠方痛，赤而且痛火邪实，赤昏不痛火邪虚。故肿痛涩而目红紫，邪气之实；不肿不痛而目微红，血气之虚。大眦赤者心之实，小眦赤者心之虚，眵多热结肺之实，眵多不结肺之虚。黑花茫茫肾气虚，冷泪纷纷肾精弱，赤膜侵睛火郁肝，白膜侵睛金凌木，迎风极痒肝之虚，迎风刺痛肝邪实。阳虚头风夜间暗，阴虚恼热早晨昏，日间痛者是阳邪，夜间痛者是阴毒。肺盛兮，白膜肿起；肝盛兮，风轮泛高；赤脉缭乱火为殃，斑翳结成五气滞，气实则痛而燥闷，气虚则痛而恶寒，风痰湿热，恐有瞳神散大丧明之患。耗神损肾，必主瞳神细小昏盲之殃；眸子低陷伤乎血，胞胪②突出损乎精，左传右兮阳邪盛，右传左者阴邪兴。湿热盛而目睛黄色，风热盛而眼沿赤烂。近视乃火少，远视因水虚。脾肺液损，倒睫拳毛，肝肾邪热，突起睛高。故

---

① 暴：强大而突然来的，又猛又急的。
② 胪（lú）：皮肤。

睛突出眶者，火极气盛；筋牵脾动者，血虚风多，阳盛阴虚。赤星满自①，神劳精损，黑雾遮睛，水少血虚，多痛涩；头眩眼转属阴虚，目昏流泪，色欲伤乎肾气。目出虐血，邪火郁在肝经，大病后昏，血气未足。小儿初害荣卫之虚，久视伤睛成近觑②，因虚。胞湿变残风，六欲过多成内障。七情太伤定昏盲。暴燥者外多紫脉，虚淫者内多黑花，隐隐珠疼，只为精虚火动。绷绷皮急，皆因筋急气壅。迎风泪出，分清分浊，天行赤热，有实有虚，目赤痛而寒热似虐，小便涩乃热结膀胱，脑胀痛而涩痛如针，大便闭乃火居脏腑，三焦火盛；口渴疮生，六腑火炎，舌干唇燥，目红似火，丝脉忌紫如虬，泪热如汤，浊水泪稠如眵，脑胀痛，此是极凶之症；连眶肿，莫言轻缓之灾。脑筋如拽，若偏视，当虑乎珠翻之患。珠疼似击若骨眼，须忧乎睍突之凶。

　　鼻塞生疮，热郁于脑，当和肝而泻肺；耳鸣头晕，火盛于水，宜滋肾以清心。嗜酒之人，湿热熏蒸，目突。瘵弱肉多，赤黄而涩滞，贪淫之辈；血少精虚，气血亏损，目每黑暗以昏朦。孕中目痛非有余，乃血气之亏耗；产后目疾为不足，因荣卫之虚衰。水少元虚或痰火，则天行赤热；燥急风热

---

① 自：疑为"目"。
② 近觑：近视。

并劳苦，则暴风客热；瘀血滞而贯睛，速宜开导，血紫赤而侵瞳，轻亦丧明，脸硬睛痛，肝风热而肝血少，脾胀如杯，木克土而肝火盛。黄膜上冲，云生膜内，盖因火瘀邪实；赤膜下垂，火郁络中，故此血滞睛疼，凝脂翳生，肥浮嫩而易长，名为火郁肝胆、花翳白陷。火烁络而中低，号为金来克木。鸡冠蚬肉 ①，火土燥瘵，鱼子石榴 ②，血少凝滞，脾虚如球，血不足而虚火壅。皮急紧小，膏血耗而筋膜缩，实热生疮，心火炽而有瘀滞，迎风赤烂，肝火赤而脾泪湿，迎风冷热泪流，肝肾虚而精血弱，无时冷热泪下，肝胆衰而肾气虚，大小眦漏血水，泻其南而补其北。阴阳漏分黄黑，黑则温之，而黄则凉，神水将枯，火逼蒸而神膏竭，神光自现，孤阳飞而精气亏，视定为动，水虚火盛来攻击，脾翻黏脸，气聚血壅风湿滞，色似胭脂，血热妄侵白睛赤，白珠俱青，肝邪蒸逼气轮蓝，火郁风轮，则旋胪泛起 ③，血瘀火炽，则旋胪尖生，精亏血少虚损，则坐起生花，竭视酒色思虑，则昏朦干涩，暴盲似祟，痰火思

---

① 鸡冠蚬肉：首见于《秘传眼科龙木论》，又称眼胞菌毒。《龙树菩萨眼论》中对此病早有论述，说："眼睑皮里生赤肉，状如蝇许大，或如鸡冠，生此是血脉来凝结所致，兼热毒风作之，眼仍见物，重者都覆黑珠遍障。"

② 鱼子石榴：以白睛或黑睛上赘生淡红色颗粒，密集如鱼子，或如石榴绽露为主要表现的眼病。

③ 旋胪泛起：出自《证治准绳·杂病》。系指风轮高耸而起的疾病。本病与旋螺突起之翳色青白、累及瞳神不同。

虑并头风，赤痛如邪，肝肾亏损荣卫弱，枣花障①起，痰火酒色怒劳，萤星满目，辛燥痰劳酒色，眼若虫行，因酒欲悲思惊恐怒所伤，云翳移睛，见旗旆蝇蛇异形，是虚所致；淫欲多而邪气侵，则膜入乎水轮，肝心热而痛流泪，则睛出乎珠外，或血少而或哭泣，津液枯而目涩痛，或酒欲而或湿毒，脾肾伤而眼赤黄，风热邪侵，眉棱骨重而痛，风热邪盛，眼胞眼眶硬肿，风木克乎脾络，故迎风即作赤烂，血虚不润乎肌，故无风常作烂赤，血少神劳精气衰，则瞻视昏渺，火邪有余在心经，则痛如针刺，五脏毒而赤膜遮睛，脾积毒而胬肉侵目，水晶障翳、瘀滞，凉剂片脑所因，鱼鳞形异、歪斜，气结膏凝难愈。逆顺生翳，内有瘀滞，白星乱飞，血弱精虚，火胀大头，须分风热湿热，风胀痛而湿热泪，怕热羞明，要辨血虚火燥，血少羞明火怕热，又当知脾湿亦畏热羞明，涩痛脾虚乃血少，或明或暗，积年目赤号风热，两目赤肿名风毒，粟疮湿热椒风热，椒疮红硬粟黄软，肝经有邪，故玉翳浮睛，肾脏风热，亦羞明生花，聚开之障，时圆缺而时隐，见症因于痰火，湿热聚星之障，或围聚而或连络，疾发多见于痰火，青眼膏损皆因火炽，瘀血贯睛，总由凝滞，故房欲烦燥，辛

① 枣花障：病名，系指瞳人中生障翳，参差如锯齿，形如枣花的病证，属圆翳内障范围。

热多则火炙神膏缺损，久视劳瞻郁风烟，则瘀滞赤丝脉乱，胎风兮小儿赤烂，胎毒兮小儿癍疮，血气滞兮星翳，火邪实兮障遮，痘症多损目，浊气来损清和之气。疳病亦伤睛，生源而失化养之源，小儿青盲肝之虚，小儿白膜肺实热，小儿雀目肝不足，小儿目疮胎污秽。青盲内障肝风热，二目赤肿热冲脑，每年必发是天行，时常发者心火盛，痰火并燥热，伤睛之本，头风兼烘炙，损目之宗，为怒伤睛，怒伤真气，因哭损目，神膏哭损，酸辣食多损目，火烟冒久伤瞳，劳瞻竭视，能致病而损光华，过虑多患，因乱真而伤神志，目中障色不正，急宜早治，眼内神水将枯，速图早医。原夫目之害者起于微，睛之损者由于渐，欲无其患，防制其微，大抵红障凹凸，怕如血积，肉堆白障难除，喜似水清，脂嫩。瞳神若损，有药难医，眸子若伤，无方可救，外障珠不损，何必多忧，内障瞳虽在，其实可畏，勿以障薄而为喜，勿以翳厚而为忧，与其薄而沉损，不若厚而浮嫩，红者畏紫筋爬住，白者怕光滑如瓷，故沉涩光滑者，医必愈难，轻浮胞嫩者，治必易除。颜色不正，详经络之，合病并病，形状稀奇。别轮廓之，或克或生，漏有正形，风无定体，血实亦痛，血虚亦痛，须当细辨。病来亦痒，病去亦痒，决要参详。识经络之通塞，辨形势之进退，当补当泻，或止或行，内王外霸①，既了然于胸中。攻守当劫甚无误于指下，如病症之虚实阴阳，孰药性之温凉寒热，症的治当，百发百中。吾辈能以药代刀针，则技之精妙更入乎神。以上关节備陈，奥妙尽载，当熟读而深详，宜潜思而博览，则症之微曲，皆为子识，目之安危，尽系于君矣，名曰散金碎玉，不亦宜乎。

眼病歌诀

气上昏朦不足，虚则珠泪生花，
热则赤肿疼痛，风则肿痒更加，
内障多因色欲，食毒眵膜来遮，
上下拳毛倒睫，脾胃风热堪嗟，
扳睛②胬肉突出，心肝为酒伤他。

---

① 内王外霸：内王，指内服药的治疗，是属王道。攻效虽缓，但对整体与局部的调理，有其一定优点。外霸，除指手术疗法外，包括一些烈性药的劫剂，如铜绿外点等。其效虽速，但有时引起不良后果，故有"药代刀针"之戒。
② 扳睛：攀睛。

冷眼歌诀

心冷目昏气闷，肝冷时时泪零，
脾冷隐涩难开，肺冷时昏光润，
膀胱冷生昏暗，胃冷视物不明，
昏沉大肠之冷，肾冷大小瞳仁。

热眼歌诀

心热血贯瞳仁，肝热胬肉扳睛，
脾热时时刺痛，胃热膜翳时生，
肾热睛瞳疼痛，膀胱倒睫如针，
大肠热生赤膜，肺热红肿羞明。

眼分虚实歌

眼目虚肿色不红，眵多不结翳常朦，
下午才痛淡红色，泪多如雨不甚恫^①；

---

① 恫：痛苦。

若问眼目热与实，红肿涩痛眦结眵，
上午病甚泪不少，翳膜频生小便赤。

药性光明赋

元参苦参能散血，大黄通利凉肝热，
退热柴胡及前胡，归尾白芷能破血，
藿香顺气并木通，防风荆芥能除风，
去障方用牛蒡子，明目密花有大功，
苍术陈皮和脾胃，头疼藁本及川芎，
明目菊花谷精草，清神住泪真为宝，
退翳蝉蜕石决明，凉肝白芍龙胆草，
止泪木贼桑白皮，补肺五味及黄芪，
退热黄连并黄柏，破血射干蒳子随，
搜风独活连细辛，蔓荆厚朴可相亲，
干眩止泪五倍子，香附紫苏亦堪尔，
目晕除风旋覆花，补虚菟丝牛膝加，
栀子凉心当大用，补虚退热岂为差，
远志通心真罕得，黄芩凉心本顷刻，

行血须知生地黄，退热连翘居其傍，

破血赤芍地骨皮，赤茯苓堪补劳虚，

羌活谷精除风热，退障阿子^①山枫叶，

磨障车前石决明，凉心当知小冬青，

更有枳壳宽肠疾，甘草解毒可传名，

朱砂硼砂开障翳，熊胆善能扫风尘，

木通麝香通孔窍，黄丹解毒如神妙，

去障硇砂反掌神，牙硝琥珀岂等伦，

白丁香能除冷障，止痛血竭如可亲，

虚实热风及诸症，空青片脑要买真，

甘石安神能定目，后头一一说与君。

外障治法并症方目录

世谓眼病属火，然非外受风邪，眼必不病，因腠理为风邪所束，内火不得外泄，挟肝木而上奔，眼窍血随火行，故患赤眼。及时调治，目获全^②愈。倘日久不治，及治而无效，为

---

① 阿子：疑为"诃子"。

② 全：通"痊"，病愈。

粗工所误，遂成外障等症。外障者，风凝热积血滞也，法当除风、散热、活血、明目。须用宁木汤、揭障丹加减金液等汤主之，外点万明丹、风寒散或异功散自愈。如患翳膜遮睛者，用大拨云散或武当仙方点之。至于服药，看病加减，务在活法用之，无不应效。

药方码式照方下码寻之。

时行火眼

服宁木汤【19】照症加减，用嗊①鼻碧云散【26】，外用将军冲翳散【20】，点万明丹【88】。

暴风肿痛

服酒调散【1】，外用将军冲翳散【20】，点万明丹【88】。

三焦实热

服酒煎散【2】、洗肝散【30】，外用攻明汤【82】熏之。

---

① 嗊（sù）：吸（气），吸收（水分）。"眼科药方"部分方剂名称用"嗊"。

睛痛泪出

服酒调洗肝散【3】，或金液汤【50】。

寒攻头目

服当归活血煎【4】、啗碧云散①【26】。

肿痛赤翳

服大黄当归散【5】，外用将军冲翳散【20】，点风寒散【94】或异功散【89】。

风热泪淋

服黄芩散【6】，或洗肝散【30】，点风寒散【94】、异功散【89】。

---

① 啗碧云散："眼科药方"部分方剂名称为"啗鼻碧云散"。

风热翳障

服茶调散【7】，或金液汤【50】、宁木汤【19】，点风寒散【94】、万明丹【88】。

云翳遮睛

服拨云菊花散①【8】，后服还晴丸【27】，外用将军冲翳散【20】，点异功散【89】。

目昏生翳

服密蒙花散【9】，或镇肝饮【78】，点四圣散【90】。

羞明畏日

服连翘散【10】，或息气汤【22】，点万明丹【88】。

---

① 拨云菊花散："眼科药方"部分【8】为拨云散。

目疾头痛

服川芎羌活汤【11】、㗜鼻碧云散【26】。

肝虚生风

服暖肝汤【12】、止泪补肝散【35】。

体虚翳障

服复明散【13】，或镇肝饮【78】，点四圣散【90】。

眼忽生翳

服蝉花散【14】，或揭障丹【21】，外用将军冲翳散【20】，点风寒散【94】，或㗜碧云散【26】，凡是外障皆可㗜鼻。

目痛便赤

服活血当归散【15】，或宁木汤【19】，加木通滑石之类。

气虚目痛

服助阳和血汤 ①【16】，或羌活胜风汤【43】。

迎风冷泪

服龙胆散【17】、明目流气饮【51】。

火极云翳

服退翳拨云汤 ②【18】，蜘蛛散【85】点之，或万明丹【88】。

目如针刺

服息气汤【22】、助阳和血汤【16】，外用将军冲翳散【20】。

---

① 助阳和血汤："眼科药方"部分方剂名称为助阳和血补气汤。
② 退翳拨云汤："眼科药方"部分方剂名称为退翳拨云散。

时眼传染

服先解汤【23】，每日用云阳盐擦牙，冷水漱口洗目永不相染。

偏正头风

服黄芩散【6】、川芎羌活汤【11】，加天麻苍耳。

白睛生黄

服泻黄散【25】，或泻肺汤【48】。

露肉攀睛

服磨翳丹【24】、还睛丸【27】，热重加羚羊、大黄等药。外用将军冲翳散【20】，点老眸散【92】，或大拨云散【91】。

拳毛倒睫

初服防风饮【33】、磨翳丹【24】。

一方用木鳖子一个，去壳为末，绵裹塞鼻，左塞右，右塞左，其拳毛各分上下。

一方用石燕一对，火煅^①醋淬七次，加黄连、五倍子、枯矾各二钱，共为末，牛胶水调和，每日擦眼皮上四五次自愈，或用救急散^②【83】亦可。

翳膜昏涩

服还睛丸【27】、羚羊角散【32】，外用将军冲翳散【20】，点万明丹【88】。

赤脉攀睛

服拨云退翳散【28】，或服柴胡饮子【34】，加元胡、归尾。

---

① 煅（xiā）：火烤。
② 救急散："眼科药方"部分方剂名称为救急丹。

目珠夜痛

服夏枯草散【29】、玄麦地黄汤【68】。

虚热赤翳

服白蒺藜散【31】、补心丸【76】。

翳障痛涩

服羚羊角散【32】，或泻脾饮^①【52】，加谷精、蝉衣。

烂眩风眼

服柴胡饮子【34】、泻脾汤【47】，加北防风、薄荷，外用洗烂眩方【44】，点搜风散【93】，一方猪肚涎加川椒少许擦之。

---

① 泻脾饮："眼科药方"部分方剂【52】为泻肝饮。

眦脸赤烂

服防风饮【33】、泻脾汤【47】。

肝虚流泪

服息气汤【22】，或止泪补肝散【35】。

眼漏脓水

服人参漏芦散【36】、精谷散①【37】。

眼角血出

服洗肝散【30】，或六合汤【69】，加黑荆芥、牛膝。

---

① 精谷散："眼科药方"部分方剂名称为谷精散。

大头火眼

服普济消毒饮【39】、大黄当归散【5】。

障膜日久

先服开窍饮【42】，轻用还睛丸【27】，重服皂荚丸【54】，外用日新汤【81】洗之，点四圣散【90】，一方用青皮煎水常洗之。

飞丝入目

用香墨磨浓，加构树浆点之（片刻眼眦即生粟疽用手取之即安）。

竹刺入目

用蜂糖点之即出。

铁屎入目

用真吸铁石吸之即出。

石灰入目

即用香麻油洗数次，或自己小便洗之亦可。

桐油入目

用新布拭之，加麻油亦可，或用甜菜煎水洗之。

眼伤出血

用童便洗之，伤在外者用沉香末掺之，伤在内者服散血药。

眼打肿伤

用生肥猪肉一片，贴之必消，内服散血等药。

眼中痒极

点虫眼秘方【41】，服洗肝散【30】。

大眦胬肉

服泻心汤【45】、宁木汤【19】，加滑石、木通等药，点万明丹【88】、异功散【89】。

目肿如杯

服泻心汤【45】，外用桃叶捣烂酒炒，代温包皮外或服大黄当归散【5】。

眼胀作痛

服平肝散【46】、揭障丹【21】，点风寒散【94】。

小儿疳翳

服决明鸡肝散【38】、拔云退翳散【28】。

落痘生翳

服谷精散【37】、普济消毒饮【39】。

白睛翳障

服泻脾汤【47】、还睛丸【27】，外用日新汤【81】，点万明丹【88】。

目珠时痛

服清肾汤【49】、止泪补肝散【35】。

眼生疔泡

服羚羊角散【32】、推毒散【86】，点大拔云散【91】。

眼生红子

服柴胡饮子【34】、泻脾汤【47】，重则用磁锋刺出恶血，服药自愈。

白睛生疮

服普济消毒饮【39】、泻脾汤【47】，去骨皮倍加银花。

粟沙隐涩

服酒煎散【2】、当归活血煎【4】。

垂帘翳障

服羌活胜风汤【43】、还睛丸【27】，点四圣散【90】。

乌珠下陷

服六合汤【69】，后次服滋阴地黄丸^①【62】，或五宝丹【74】。

偷针时发

鼻尖上烧灯火一醮^②，服泻脾汤【47】，或柴胡饮子【34】。

旋螺翳障

服皂荚丸【54】，点老眸散【92】，或武当仙方【95】。

鸡冠蚬肉

服泻心汤【45】，加大黄，或服皂荚丸【54】，点武当仙方【95】，或老眸散【92】。

---

① 滋阴地黄丸："眼科药方"部分方剂名称为济阴地黄丸。
② 醮（jiào）：古冠、婚礼所行的一种简单仪式。尊者对卑者酌酒，卑者接酒后饮尽，不需回敬。

乌风外障

服泻肝饮【52】，后服暖肝汤【12】。

水轮障翳

服茶调散【7】，后服生熟地黄丸【55】，点四圣散【90】。

状如鱼脬①

服泻脾汤【47】、大黄当归散【5】，点万明丹【88】。

鹘眼凝睛

服酒煎散【2】、酒调散【1】。

---

① 脬（pāo）：鼓起而轻软之物，如鱼的气囊一类。

鱼子石榴

服泻脾汤【47】，加大黄、芒硝或服皂荚丸【54】，点大拔云散【91】，武当仙方【95】。

眼生犯翳

看法【99】，细心看，一当是何物所犯去之，自愈算起翳日【98】，照甲子论之或吹之【100】亦散。

眼受邪风

或现形影吹之【100】，则去如是雷影必现神光，不必吹之，令行善事，自然去也，虚症现影方附在后。

尘屑入目

以人指用吐津磨浓，点眼内，顷刻一抹而出。

蛛丝入目

用石菖蒲擂碎，左目塞右鼻，右目塞左鼻，立效。

内障治法并症方目录

内障受病，多因瞳神不肿，人不经意，日久不治，便成痼疾。

瞳神属肾，又通胆腑，人身最灵者，惟此瞳神，而人身最重者，惟此肾经，所谓乙癸同源之义也。夫人有阴虚者，有阳虚者。阴虚则水不滋木，少火挟肝木而上炎，肝通眼窍，眼斯病矣。盖肾经如太极图也，水火具焉，右肾属阳水，左肾属阴水，命门少火居中。少火者，阳也；以一阳陷于二阴之中，成乎坎之象，故易谓大一生水也。水火初平，百骸通畅，然脾土非少火不生，肝木非肾水不养，脾气足自生肺金，肝气充自培心火，则肾为五脏之源，所谓先天真气，生身、立命，正在此也。故无水者，壮水之主以镇阳光，无火者，益火之源以消阴翳，非独治目，诸症可例推矣。此水火乃无形之水火，即先天真阴真阳也。阴虚补阴，阳虚补阳，脉候参之，庶勿失误。若水火有亏，瞳神受疾，遂为内障等症。内障者，血少神劳，肾虚也。法当养血补阴，安神明目，须用加减地黄丸主之，兼进五宝丹，自获奇效；或补肾磁石丸与石斛夜光丸，照症加减，不可固执专方，贵临症辨通可也。

内障昏盲

服石斛夜光丸【53】、明目益水丸【80】。

翳膜内障

初服开窍饮【42】，二剂后服散云汤【64】、生熟地黄丸【55】，点四圣散【90】或万明丹【88】。

目昏无光

服补肾丸【56】、夜光椒红丸【57】。

瞳仁昏暗

服补肾磁石丸【58】、杞菊地黄丸【68】。

目难近视

服加减地芝丸【59】、济阴地黄丸【62】。

目难远视

服加味定志丸【61】，或补中益气汤【75】。

目昏恍惚

服加减驻景丸【60】、补心丸【76】、济阴地黄丸【62】。

瞳仁散大

服加减驻景丸【60】、补肾磁石丸【58】、明目益水丸【80】，或济阴地黄丸【62】、千金磁石丸①【65】。恐有兼症随自加减。

---

① 千金磁石丸："眼科药方"部分方剂名称为千金磁硃丸。

阴虚目暗

服济阴地黄丸【62】、加减地芝丸【59】、四神丸【66】。

内障日久

初服开窍引【42】，后服孝感丸【63】，点异功散【89】。

虚热云翳

先服止泪补肝散【35】，次服散云汤【64】，或补肾磁石丸
【58】。

肾虚目昏

服四神丸【66】，亦能广嗣或杞菊地黄丸【68】后。

眼目昏花

服滋阴地黄丸【62】，杞菊地黄丸【68】后。

虚火目痛

服生熟地黄丸【55】、玄麦地黄汤【68】、滋阴降火汤【69】，后加白菊、羌活等药。

血虚目昏

服四物汤【69】，加枸杞、白菊，或服杞菊地黄丸【68】。

虚目血胀

服元戎汤【69】，后或服助阳和血汤【16】，加归尾、生地。

血虚昏痛

服六合汤【69】，后或服止泪补肝汤①【35】。

---

① 止泪补肝汤："眼科药方"部分方剂名称为止泪补肝散。

冷泪失明

服阳八味【68】，后加楮实桑螵蛸，或服定志丸【62】^①。

风轮蓝色

服加味逍遥散【71】，或服四物汤【69】，加台乌、广皮。

眼皮下垂

服归脾汤【72】，或服补心丸【76】，倍加焦术、淮山。

瞳仁缺陷

服五宝丹【74】、杞菊地黄丸【68】，后多服加菟丝、箭芪、虎骨、芡实、桑螵蛸之类。

---

① 【62】：编码有误，未见本方。

42

虚眼甚痛

服补心汤①【76】，加羌活蔓荆亦可，或生熟地黄丸【55】，加乳香、熟大黄。

乌睛陷下

服补肝饮【77】，或服散云汤【64】、加减地芝丸【59】。

白障点珠

服补肺散【79】。

瞳仁枯小

服知柏地黄汤【68】，后地芝丸【59】，去五味，加知母、胆草之类。

---

① 补心汤："眼科药方"部分方剂名称为补心丸。

绿水灌瞳

服散云汤【64】、杞菊地黄丸【68】，后驻景丸【60】。

蝇影飞越

服天王补心汤①【73】，或散云汤【64】，加知母或杞菊地黄汤【68】，加生地、白芍。

坐起生花

服杞菊地黄丸【68】，后补肾丸【56】。

视一为二

服滋阴地黄丸【62】，杞菊地黄丸【68】后。

---

① 天王补心汤："眼科药方"部分方剂名称为天王补心丹。

眩晕转睛

服加味逍遥汤【71】、归脾汤【72】。

不能久视

服补中益气汤【75】，倍加熟地、白菊或补肾丸【56】。

五花翳障

服羚羊角散【32】、皂荚丸【54】，后服石斛夜光丸【53】，点四圣散【90】。

瞳神返背

用好吸铁石吸之，内服补肾丸【56】、还少丹【70】、明目益水丸【80】。

清光瞎眼

服加味逍遥散【71】、夜光椒红丸【57】、三光丹【67】。

雀目夜盲

服三光丹【67】、孝感丸【63】。

偃月内障

服石斛夜光丸【53】、皂荚丸【54】，后用生熟地黄丸【55】。

仰月内障

服补肾磁石丸【58】，点四圣散【90】。

黑风内障

服镇肝饮【78】，后服磁石补肾丸 [①]【58】、五蜕散【84】。

青风内障

服治风六合汤【69】，后羚羊角散【32】。

绿风内障

服羚羊角散【32】、生熟地黄丸【55】。

银风内障

瞳神皆白，其病难治，服皂荚丸【54】、石斛夜光丸【53】，十中可救一二。

---

① 磁石补肾丸："眼科药方"部分方剂名称为补肾磁石丸。

五风内障

先服还睛丸【27】，次用皂荚丸【54】，后用生熟地黄丸【55】调治之（以上丸散减分作汤亦可）。以上目疾皆宜养目奇方【97】。

血灌瞳仁

服宣明丸【40】、还睛丸【27】，加血竭、丹参之类。

久年失明

服开窍饮【42】，点瞎眼方【87】，后服加减驻景丸【60】，常以草决明、白蒺藜代茶食之，一方用紫朴煎水洗之。

眼露蟹睛

服推毒散【86】、皂荚丸【54】，外用将军冲翳散【20】，点武当仙方【95】。

水瑕翳障

服还睛丸【27】、拨云退翳散【28】，点四圣散【90】。

玛瑙翳障

服宣明丸【40】，加苍术、熟地，或皂荚丸【54】，点四圣散【90】。

聚星翳障

服散云汤【64】，热重加大黄，或服止泪补肝散【35】，加龙衣①、蝉衣，点万明丹【88】。

孽目不愈

虔诵观音水【96】洗之，多行阴德，其目自然光明。

---

① 龙衣：蛇蜕。

能远视不能近视

加减地芝丸^①【59】。

能近视不能远视

加味定志丸^②【61】。

续附杂方

四物龙胆汤

本事地黄丸

桑白皮散

槐子丸

垂柳枝煎

---

① 加减地芝丸：原缺，根据编号补。
② 加味定志丸：原缺，根据编号补。

涤风散

拜堂散

车前散

珍珠散

旋螺煎起

糖煎散

驱风一字散

拨云退翳丸

神消散

磨光散

宣明丸

分珠散

五秀重明丸

五退散

玉饼子

照水丸

菩萨膏

日精月华光明膏

保命集当归汤

济阴地黄丸

抑阳酒连散

补肾丸

四物五子丸

蛤粉丸

泻胆散

转光丸

化痰丸

天门冬饮子

黄连散

一妙散

泻肝汤

楮实散

五花丸

决明散

蝉蜕散

止泪散

谷精散

银海止泪散

点眼药性

炮炼法

解郁药

随兼症加药

眼科药方

——亚拙王文选编辑

酒调散【1】

治暴风肿痛之症。（龚林云）

当归、防风、赤芍、白菊、羌活、大黄、茺蔚、桑螵蛸（各二钱），麻黄、甘草（各一钱），车前草（二钱），水煎服。

酒煎散【2】

治心肝肺之一切风热。

当归、川芎、黄芩、赤芍、木通、山栀仁、大黄、郁金、龙胆草、防风（等分），水煎对酒服。

酒调洗肝散【3】

治睛痛流泪等症。

黑参①（三钱），知母、熟军、黄芩、桔梗、栀子、朴硝、羌活（各二钱），水煎服，加夏枯草、香附亦可。

当归活血煎【4】

治感寒疼痛，风热相攻等症。

当归、黄芪、薄荷、防风、川芎、羌活、菊花、熟军、荆芥、没药（各二钱），麻黄（一钱），水煎服。

大黄当归散【5】

治肿痛赤翳等症。

大黄、当归、菊花、薄荷、黄芩、川芎（等分），水煎服，加木贼、马齿苋亦可。

黄芩散【6】

治风热泪淋，或偏正头风等症。

黄芩、夏枯草、木贼、香附、蒺藜、白芷、川芎、防风、

---

① 黑参：人参炮制品。

蝉蜕、姜蚕①、蔓荆（各二钱），甘草（八分），水煎服。

茶调散【7】

治诸热翳等症。

菊花、薄荷、羌活、川芎、荆芥、石决明、石膏、防风、木贼（各二钱），甘草（五分），共细末，清茶调服。

拨云散【8】

治云翳遮睛，风热等症。

菊花、蝉蜕（去头足）、白蒺藜、川芎、荆芥、羌活、防风、桑白皮（各三钱），水煎服。

密蒙花散【9】

明目去翳。

密蒙花、菊花、木贼、石决明（煅）、白菊、白蒺藜（各二钱），甘草（一钱），水煎服，加苋菜子亦可。

---

① 姜蚕：僵蚕。

连翘散【10】

治羞明畏日等症。

连翘、黄芩、羌活、菊花、草决明、白蒺藜、密蒙花、胆草（各二钱），甘草（八分），水煎服。

川芎羌活汤【11】

治目疾头痛。

川芎、羌活、藁本、白芷、蔓荆、防风（各二钱），细辛（一钱），水煎服为末，茶调亦可。

暖肝汤【12】

治肝虚生风。

防风、茺蔚、藁本、川芎、知母、黄芩（各二钱），甘草、五味、细辛（各八分），水煎服。

复明散【13】

治目昏翳障，头痛泪淋等症。

石决明（煅）、芫蔚、青葙子、蔓荆、木贼、夏枯草、人参、白芷、草决明、川芎、蒺藜（各二钱），甘草（八分），水煎服。

蝉花散【14】

治目胀翳疼等症。

蝉蜕（去头足）、菊花、黄芩、防风、羌活、山栀子、白蒺藜、川芎、木贼、蔓荆、草决明、谷精、荆芥、密蒙花（各二钱），甘草（一钱），水煎服。

活血当归散【15】

治热血目痛生翳。

当归、木通、黄芩、生地、川芎、白蒺藜、赤芍、生栀子、菊花（各二钱），甘草（八分），水煎服。

助阳和血补气汤【16】

治寒热目闭、身痛等症。

当归、白芷、防风、蔓荆、升麻、柴胡、黄芪（各二钱），甘草（一钱），水煎服，气实者，去升麻、黄芪，加羌活、木贼。

龙胆散【17】

治迎风冷泪、云翳等症。

龙胆草、菊花、川芎、香附、木贼、草决明（各二钱），甘草（八分），水煎服。

退翳拨云散【18】

治目中云翳、刺痛不已等症。

黄芩、菊花、龙胆草、羌活、荆芥、大黄、石膏、白芷、石决明（煅）、防风、草决明（各二钱），黄连（一钱），甘草（八分），水煎服。

宁木汤【19】

治火眼初起，一切风湿等症。

生地（三钱），羌活、荆芥、西风①、蝉蜕（去头足）、归尾、元参、白菊、黄芩、赤芍、柴胡（各二钱），甘草（八分），车前草（二钱），引水煎服。

生翳者，加蒺藜、木贼、草决明之类。

淡红者，加粉丹②、知母、骨皮。

深红者，加桃仁、红花、黄连。

黄红者，加皮硝、熟军。

大眦红者，加泽泻、麦冬、车前子。

大眦胬肉者，加滑石、元胡、栀子。

大眦胬肉红甚者，加木通、黄连。

小眦红者，加骨皮、海金沙、麦冬。

小眦淡红者，加枣仁、茯神，去赤芍、归尾。

乌轮高起者，加青皮、白芍。

乌轮深陷者，加当归、枸杞、熟地、北条参（去赤芍、归尾）。

---

① 西风：即川防风。
② 粉丹：即牡丹皮。

瞳仁枯小者，加知母、酒柏。

瞳仁散大者，加枸杞、楮实、茺蔚，俟[①]标病去后，服杞菊地黄丸，加五味、吸铁石之类，去赤芍、归尾。

瞳仁昏暗，加楮实、枸杞、青箱、苋菜子，随便加之；甚者，加龙衣。以上虚症，此方不可多服，内障另有药方附后。

红筋灌瞳者，加血竭、栀仁。

白睛红而高起者，加郁金、桑皮、桔梗、槟榔之类。

白睛生蟹丁者，加刺蝟皮（煅），猪蹄壳（煅），羚羊角、瓜蒌、蕤仁。

胞睑红肿者，加熟军、元明粉、葶苈、大力子；甚者加生大黄、枳壳、麻黄之类。

胞睑稍肿者，加广皮、蕤仁、晚蚕沙、马齿苋。

胞睑下盖不红者，加白术、箭芪。

痛甚者，加麻黄、枳壳、胆草、乳香、没药之类。

痒甚者，加苏荷、连翘、川椒。

云雾者，加谷精珠、龙衣、白蔻壳。

翳障重者，加石决明、蒙花、消黄散。

火实痛甚者，加北细辛、犀角。

上午痛者，加连翘、石膏、粉葛。

---

① 俟（sì）：等待。

下午痛者，加知母、夜明砂。

泪多者，加夏枯草、望月砂、柴胡、升麻。

头痛者，加白芷、蔓荆子、川芎、苍耳子。

口苦者，加胆草、细茶。

火上冲顶者，加天麻、大黄、天蚕、羚羊角。

皮外生疮者，加金银花、大力子、茵陈。

凡患眼初起，先宜表散风热，实则二三剂必愈，虚则一二剂，俟其肿消红退，细视各脏虚实，务要谆问得当，加减用药再服数剂，万无一失。至于久患内障，察其五脏，虚则补之，实则泻之，热则清之，寒则温之，不可固执专方，务要活法，细心用之可也。

孙真人十大将军冲翳散【20】

治七十二症，内外一切病眼，时发云翳遮睛，轻者一二剂，重者十余剂，效难尽述。

文蛤（五钱，即五倍子），苦参（四钱），升麻、草决明、薄荷、防风、荆芥（各二钱），白芷、川芎、羌活（各一钱）。

上药十味水煎，纸封罐口，承热将纸凿一孔，用衣覆头，眼对罐上，向孔熏之，勿太急向，恐药开甚热气伤眼，或用倾入铜盆内，亦用衣覆头上，口含笔管一个，入药水中，口吹之使热气熏之，额上汗出必效，频频洗之亦可，虚人忌之。

孙真人揭障丹【21】

治七十二症奇方

黄荆子（一两，去壳，温水洗净，童便浸三日，炒黄用），当归（酒洗）、川芎、生地（各二钱半），白芍（二钱），谷精草、羌活、白芷、升麻、柴胡、草决明、木贼（各一钱），龙胆草、荆芥、苏荷（各一钱五分），共为细末，分作五次，照后对症用引，煎水冲服。欲多配，照上分两加添。

眼翳障重者，加雌雄石（即吸铁石）末二钱，制用银锅内煅红入醋，内淬七次，每用淡竹叶煎水，冲前药服效。

两目中红如血，此三焦余热攻之，号曰"珠玲"，加栀仁、元参、麦冬（各三钱），煎服。

两珠蛮大，突起如怒像者，号曰"瞽睛"，有风热加防风、白蒺藜、车前子（各二钱）。

含浆眼，上下眼包合不能自开，将手分开泪如涌泉之状，此热太甚，攻于肝肺二经，加胆草（三钱），防风、羌活（各二钱），桑皮（三钱），白芍、柴胡（各一钱）。

烂眩红皮者，加桑白皮（三钱），草决明、防风（各钱半）。

眼内红丝多者，加山栀仁（三钱，炒）。

红气上浸黑珠，加桑白皮（蜜炙，三钱）。

眼中泪多者，加柴胡、夏枯草（各二钱）。

血灌瞳仁，加石膏（三钱，煅），栀仁（炒黑，二钱），大黄（炒，二钱），归尾（三钱）。

瞳仁侧身，加柴胡、升麻（各二钱）。

瞳仁端正，我把手招他，他不把手招我，谓之火水未济之象；左右轮转，气不贯，加蜣螂（瓦上略焙，为末二钱）。

眼内青翳，突起乃水胜火衰，号曰"乌睛"，乃肝不纳水之故，加木贼、花椒（各二钱），柴胡、白芍（各二钱）。

上眼皮盖下眼皮，作睡人眼者，乃脾之倦也，加白术、陈壁土（炒，各三钱）。

双目黑睛红侵，白珠不红，号曰"血热侵肝"，加当归尾、白芍、茜草（各三钱），栀仁（二钱，炒）。

白珠血红，黑珠不红，号曰"余血伤肺"，加百合、宣黄连、栀仁（炒，各二钱）。

蟹眼虾眼，老膜突起者，加千里光（三钱），制磁石（钱半）。

黑白不分，混浊污秽，触冲瞳仁，加黄柏、知母（各一钱）。

上下四角作痒，加白蒺藜（三钱，去刺）。

视人长大、一人如二人者，号曰"轮一分白"，加青葙子（三钱）。

两目并太阳穴作胀，加蔓荆子（三钱）。

青光者，一双好眼视物不见，号曰"青光瞎子"，此三轮病重也。加赤苓、玄参、黄芩（各二钱）。

鸡餶黑眼，鸡上宿则不明，双目黑暗乃肝不纳余血，血倒转攻心之症，加绵纹大黄①（三钱），黄柏、知母（各二钱）。

眼内如针刺，谓之血热，加大黄（二钱），栀仁（炒，二钱）。

双目细小者，号曰"夹视"，加白茯苓、白术、枸杞（各一钱）。

以上诸症，随症加减神效。

息气汤【22】

治目如针刺，两角多眵，羞明畏灯，见日则涩、两泡②浮肿、泪湿不已等症。（钱松）

当归、白芍、白蒺藜、甘菊花、炒栀子、白茯苓（各三

---

① 绵纹大黄：疑为锦纹大黄。
② 泡：同"胞"。

钱），柴胡、天花粉（各二钱），草决明（一钱），水煎服。

先解汤【23】

治火眼初起或家有患此，先服一剂，不得传染。盖郁火既散，外邪无自入矣。（张仲景）

柴胡、白芍、栀子（各三钱），茯苓、法夏、羌活（各二钱），水煎服。

磨翳丹【24】

治患目既久，而红赤不除，致生胬肉扳睛，拳毛倒睫等症。

蕤蕤、甘菊花、当归、白芍、白蒺藜（各八两），柴胡、白芥子（各二两），陈皮（一两），茯神（四两），共为细末，炼蜜为丸，每日早晚滚水送下五钱，神效，减分为汤亦可。

泻黄散【25】

治白睛生黄，系脾经积热。（豁然子）

藿香梗、山栀仁、龙胆草、熟石膏、防风（各二钱），甘草（七分），水煎服。

嗜^① 鼻碧云散【26】

治眼目肿障，红变昏暗，羞明隐涩，风寒鼻塞头痛，外翳攀睛，眵泪稠黏等症。

鹅不食草（一两），建青黛、川芎（各五钱），共为细末，用瓷瓶收贮，用时先噙水一口，将药末如豆大，嗜如鼻内泪出病退。

还睛丸【27】

治翳膜遮睛，昏涩泪出，瘀血扳睛等症。

苏荷、柴胡、川芎、龙胆草、苍耳子、石决明（煅）、荆芥、楮实子、茺蔚子、野菊花、白茯苓（各一两）、白蒺藜、木贼（各七钱），川椒（一钱），甘草（三钱），共末为散，每服二钱，茶清送下，日服二次，忌鸡鱼厚味、热物煎炒。

---

① 嗜（xiù）：同"嗅"。

拨云退翳散【28】

治阳跷受邪，内眦赤脉攀睛。（洪金鼎）

蔓荆子、木贼（去节）、蒙花（各一两），白蒺藜（炒研，去刺）、川芎、当归（各八钱），白菊、荆芥（各五钱），楮实子、薄荷、花椒、黄连、蝉蜕（去头足）、蛇蜕、甘草（各三钱），共为末，每服三钱，茶清送下。

夏枯草散【29】

治目黑珠夜痛及流泪不止。

夏枯草、香附（制，各二两），甘草（三钱），共为末，水调服二钱。

洗肝散【30】

治眼诸般积热。

薄荷、当归、羌活、大黄、黑栀仁、木通、防风、石膏（各二钱），甘草（七分），水煎服。

白蒺藜散【31】

治肝肾虚热生风，赤涩多泪等症。

蒺藜、白菊、蔓荆子、草决明、甘草（八分），连翘、青葙子（各二钱），水煎服。

羚羊角散【32】

治内外翳障、酸疼涩痛、不热不肿者。

羚羊角、白菊、川乌、川芎、防风、羌活、法夏、苏荷（各五钱），北辛（二钱），共为末，每服二钱，翳陷者加升麻（二钱）。

防风饮【33】

治拳毛倒睫、毗睑赤烂。

蔓荆子、生黄芪、黄连（各钱半），炙甘草、防风、当归、葛根（各二钱），细辛（二分），水煎服。

柴胡饮子【34】

治风热烂沿风眼。

柴胡、羌活、防风、赤芍、桔梗、荆芥、生地、甘草（各等分），水煎服，红烂者，加熟军、元明粉、苏荷（各二钱）。

止泪补肝散【35】

治肝虚，迎西北风流泪不止。

白蒺藜、当归、熟地、川芎、白芍、木贼、防风、羌活、香附（各等分），共为细末，肥人加夏枯草，冷泪加桂枝。

人参漏芦散【36】

治眼漏脓水不止。

黄芪（三钱），防风、当归、漏芦、人参（各二钱），大黄、远志、黄芩、赤茯苓（各一钱），水煎服。

谷精散【37】

治痘疮入目生翳。

谷精草、绿豆皮、蝉蜕（云头足）、猪蹄蜕（炙）、菊花（各等分），共为散，米泔调服，外用牛虱子、金花胭脂细末，蒸乳点之。

决明鸡肝散【38】

治小儿疳积害眼生翳。

鸡肝（一具，捣烂），决明粉（三钱），共研匀，酒调和，上蒸熟服之，如服胀如鼓者，加芜荑末（一钱），目瞖[①]腹大，加鸡内金尤妙，本方加蒺藜末亦可，轻者数服，重者二三十服必愈。

普济消毒饮【39】

治火眼目痛，头大如斗。

---

① 瞖（yì）：眼疾。

黄连、黄芩、柴胡、元参、连翘、牛蒡子、升麻、白芷、桔梗、甘草、马勃、姜虫、板蓝根、大黄（各等分），水煎服。

宣明丸【40】

治瘀血灌瞳，赤痛涩痛等症。

赤芍、当归、熟大黄、黄芩（酒炒，各二两），生地（三两），川芎、薄荷（各一两），共细末，炼蜜为丸，菊花汤吞服。

虫眼秘方【41】

覆盆子叶、川椒（各三钱），共熬浓去渣，熬成膏用笔点之。一方加真铜绿（末，一钱，更妙）。

开窍引①【42】

治久年云翳，先开其窍，后服补药。

石菖蒲（君）、谷精草（臣）、菊花（佐）、元参（使），有

---

① 引：疑应用"饮"。

火者加小青水煎服。每日二次，观目云翳厚薄，用药剂之轻重，酌量用之，酒为引。外用石菖蒲、地锦草、菊花（等分）煎汤洗之。

羌活胜风汤【43】

治老年患眼红筋不断、一切风热等症。

白术（五钱，土炒），枳壳、川芎、防风、白芷、羌活、梗梗①、前胡、独活、荆芥、薄荷（各一钱），柴胡、黄芩（各二钱），炙草（五分），水煎服。

凡红丝自上眼皮内而下者，心肝二经受病，加柴胡、黄连（各一钱）。

自下眼皮出者，系小肠经病也。加木通、五味子（各五分）。

自内大眦角而出者，系小肠膀胱二经病也，加蔓荆（炒）、苍术（各一钱）。

自小眦角而出者，系心与小肠二经也，加细辛、藁木（各八分）。

自中而锐眦者，系胆与三焦、小肠三经也。加黄柏、胆

———————————

① 梗梗：疑为"桔梗"。

草、人参（各七分）。内服此药，外点四圣散【90】。

洗烂眩风眼方【44】

苦参、荆芥穗、苏荷（各三钱），防风、黄连、五倍子、蕤仁（去壳，各二钱），铜绿、川椒（各一分），水煎熏洗。

泻心汤【45】

治大小眦胬肉赤痛，舌干心烦，小便疼滞等症。

黄连（二钱），生地（三钱），泽泻、旋覆花、白石英、白菊、西风（各二钱），北辛、甘草（各八分），水煎服。

平肝散【46】

治肝经实热上攻、眼肿疼痛等症。

蔓荆子、菊花、荆芥穗、羌活、防风、蒺藜、牛蒡子、连翘、龙胆草、白芍、柴胡、熟军（各等分）。细末每服三钱，茶清冲服，煎汤亦可。

泻脾汤【47】

治脾热目赤脸肿，口干唇裂等症。

石膏、生地、赤蜜①、大黄、赤苓、黄芩、地肤子、广皮、淡竹叶（各二钱），甘草（六分），水煎服，加桑皮、桔梗亦可。

泻肺汤【48】

治肺经风热，目睛红白、翳障，头目昏眩，皮肤瘙痒等症。

桑白皮（四钱），地骨皮（三钱），甘草（八分），栀子、木贼、羌活、川芎、荆芥、杏仁、僵蚕、桔梗、车前草（各二钱），水煎服。

清肾汤【49】

治肾经实热，目珠疼痛，小便茎痛等症。

---

① 赤蜜：赤小豆捣碎后加入适当的蜂蜜叫作赤蜜。

黄檗^①、冬葵子、榆白皮、滑石、石苇、瞿麦、荆芥（各二钱），生地（三钱），白芍、甘草（各八分），水煎服。

金液汤【50】

治外障等症及孕妇胎风眼。

柴胡、桔梗、防风、芍药、前胡（各二钱），独活、知母、荆芥、苏荷、蔓荆、黄芩（各一钱），水煎服。

风寒重者，加羌活、川芎、白芷。

泪多者，加北细辛、菊花。

肿胀者，加葶苈。

痛甚者，加黄柏。

红甚者，加连翘、桑白皮、粉丹、红花。

翳膜者，加木贼、蒺藜。

翳障胬肉者，加石决明。

昏瞀者，加密蒙花、白菊。

大眦红者，加栀子仁。

小眦红者，加酸枣仁、远志、麦冬、生地、归尾。

内热甚、大便闭者，加大黄。

---

① 黄檗：黄柏。

体虚者，加气血药固之。

暴赤肿者，加麻黄、牛蒡子、大黄。

凡治外障，切不可用刀、针、钩、割，恐伤眼血，后成痼疾，不可治疗。经曰：眼得血而能视，则血何可损也？如脏腑受病，内必血筋胀满，以致气血不行，外现于目。目中之血筋虽割，问君脏腑之血筋亦能割乎？如有此症，但用金液汤，并以上诸方随用之，外用万明诸方点之，无不愈也。

明目流气饮【51】

治男妇翳障，瘾涩难开，迎风冷泪，时发暴赤，视物不明等症。

大黄、牛蒡子、川芎、甘菊、白蒺藜、荆芥、防风、元参、山栀仁、黄芩、蔓荆子、木贼、草决明（各二钱），苍术（二钱），细辛、甘草（各八分），水煎服。

泻肝饮【52】

治乌风障眼，蟹睛疼痛。

防风、羚羊角、远志、桔梗、黄芩、赤芍、人参（各二钱），北辛、甘草（各一钱），水煎服。

石斛夜光丸【53】

治内障等症。

天冬、麦冬（俱去心）、人参、生地、熟地、云苓（各一两），菟丝饼①、杏仁、枸杞、川牛膝、白菊、山药、草决明（各七钱半），五味（五钱），白蒺藜、石斛、肉苁蓉、川芎、甘草、青葙子、枳壳、防风、川连、犀角、羚羊角（锯末，各五钱），共为细末，炼蜜为丸，开水吞服。

皂荚丸【54】

治一切障膜，与生熟地黄丸并进。

蛇蜕（酥炙，七条），蝉蜕（去头足）、元精石、穿山甲、当归、生白术、云苓、木贼、谷精、白菊、刺猬皮（蛤粉炒）、胆草、连翘（各两半），川芎（五钱），猪蹄爪（三十个，蛤粉炒），人参（一两），共为细末，一半入牙皂十二个烧存性，和匀，一半入淫羊藿（一两）为末和匀，服三钱，用猪肠汤送下。

---

① 菟丝饼：菟丝饼是以菟丝子、面粉、猪油、白糖为主料制作的药膳。

生熟地黄丸【55】

治肝虚目暗，膜入水轮，内外诸障。

生地（八两），熟地（十二两），石斛（盐水炒）、牛膝（酒蒸，各四两），菊花（六两），羌活、防风、杏仁、枳壳（各二两），炼蜜为丸。

此即明目地黄丸，加菊花、羌活；其中防风、杏仁、枳壳同用者，以其人风袭入寒水之经也，若精血亏者及年老人，则当去此三味，易白蒺藜、当归、枸杞可也。

补肾丸【56】

治肾虚，眼目无光。

巴戟（去骨）、淮山、故芷（盐水炒）、粉丹皮（各二两），小茴（一两），青盐（五钱），大苁蓉（酒洗）、枸杞（各四两），炼蜜为丸，白开水吞服。

夜光椒红丸【57】

治火衰、目无精光，至夜更甚。

川椒（去目）、熟地、枸杞、麦冬（去心，各四两），丹皮（三两），炼蜜为丸。

补肾磁石丸【58】

治肾虚、肝气上攻，目昏渐成内障。

磁石（煅醋、淬七次，水飞）、菊花、石决明（煅，各一两），菟丝饼、苁蓉（酒洗各一两），共为末，用雄雀（一枚，去毛嘴留肠，盐煮烂），同前药捣为丸。

加减地芝丸【59】

治能远视不能近视。

生地黄、熟地黄（各四两），天冬、麦冬（去心）、枸杞、枣皮（各三两），当归（一两），五味（八钱），炼蜜为丸。

加减驻景丸【60】

治肾虚、目慌慌如无所见及瞳仁散大。

熟地（六两），当归、枸杞（各四两），车前仁（二两），菟丝子（三两），红川椒、五味（各一两），楮实（五两），炼蜜为丸。

加味定志丸【61】

治能近视不能远视。

志肉、建菖蒲（各二两），人参、箭芪（各四两），茯苓（三两），上肉桂（一两），共为细末，炼蜜为丸。

济阴地黄丸【62】

治阴虚火炎、眼目昏暗。

熟地（八两），当归、山药、枣皮、枸杞、巴戟、麦冬（去心）、白菊（各四两），五味（二两），共为细末，炼蜜为丸。

孝感丸【63】

治内障等症。

夜明砂（淘净）、当归、木贼（去节）、蝉蜕（去头足，各二两），黑羊肝（一具），煮烂捣如泥，和药蜜为丸。

散云汤【64】

治肝肾虚热，目生云雾等症。（席珍子）

熟地、生地（各四钱），天冬、麦冬（去心）、枣皮、丹皮、龙衣（酒洗）、蝉衣（去头足）、枸杞、虎骨（炙）、谷精、楮实、泽泻、菊花（各二钱），石决明（二钱，煅），桑螵蛸（二个，捣），甘草（五分），水煎服。

千金磁硃丸【65】

治神水宽大，目中时见黑花及内障等症。

磁石（能吸铁者佳，二两火煅，醋淬七次，水飞过晒干听用），神砂（一两，另研，细水飞过，晒干听用），建神曲（二两，细末与前二味和匀），又以神曲（一两，入开水锅中煮浮为度），入前药内炼蜜为丸，空心水吞服五钱。

四神丸【66】

治肾虚目昏，并精冷乏嗣阳事不起。（齐秉慧）

甘枸杞（五斤去蒂）分四制一分，黑芝麻同炒，去芝麻一分，小茴同炒，去小茴一分，川椒去子同炒，去川椒一分，独炒加麻茴椒（各五两），茯苓、白菊（各十二两），熟地（极干一斤），嫩血茸（八两，炙），为末蜜丸。

此方孙真人在龙宫得来，大补虚损，明目广嗣，不可传与匪人。人贤服二载而康，连生三子一女（慧），获此方三十余年，屡用屡效，活人多矣，胆泄真人之秘，敢以告之同志，以广传焉。

三光丹【67】

治雀目，日落时视物不明。

石决明（一两，煅），夜明砂（二两），猪肝（一两，生用），白羯羊肝（一两），将前药末掺入肝上，蒸熟食之，用淘米水同药肝入砂罐煮熟（食之亦可）。

六味地黄汤【68】

治肝肾虚热，目昏足软等症。

熟地（五钱），淮山、枣皮、云苓（各三钱），粉丹、泽泻（各二钱），水煎服。

本方加枸杞、白菊为杞菊地黄汤，治目不明、下午更甚者效。

本方加玄参、麦冬为玄麦地黄汤，治虚火头目昏痛、舌干咽疼等症。

本方加知母、黄柏名知柏地黄汤，治虚火至极上冲、头目隐痛等症。

本方加肉桂、附片名阳八味，治眼目疼痛、常垂冷泪、认人不明等症，有云雾则加龙衣、决明、谷精珠。

本方加桂、附，再加牛膝、车前仁，名金匮肾气汤，治肾虚火不归源、眼目昏花、腹满足肿等症，余则随病加减，察其何经虚实，照加补泻斟酌可也。

四物汤【69】

治一切血虚、目昏不明、潮热等症。

当归（三钱），川芎、白芍（各二钱），生地（四钱），水煎服。

本方加玄参，名滋阴降火汤，治阴虚有火、目干、头昏等症，或加白菊、荆芥亦可。

本方加桃仁、红花，名元戎汤，治双目血胀痛涩、脏结等症。

本方加羌活、防风，名治风六合汤，治血虚受风、头昏目眩等症。

还少丹【70】

滋补肾水，温养少火，诸虚百损，男妇咸宜，久服却病延年。

熟地、枸杞（乳蒸，各四两），肉苁蓉（酒洗）、巴戟（酒浸去骨）、续断（炒酒）、牛膝（酒炒）、杜仲（盐水炒）、枣皮（去核）、建菖蒲、楮实子、小茴（炒）、白茯苓、淮山，以上各二两，炼蜜二十四两，捣和为丸，如梧子大，早晚用白汤送下，亦名打老儿丸。

加味逍遥散【71】

治郁怒伤肝，眼目赤涩昏暗，妇人多有之。血虚发热、口干自汗、月经不调腹痛等症。

当归（酒洗）、白芍（酒洗）、白茯神（去皮）、白术（土炒）、柴胡（炒）、牡丹皮（各二钱），苏薄荷、甘草、川黄连、吴萸（煎水炒，各八分），水煎服。

归脾汤【72】

治思虑伤脾、不能摄血，或健忘怔忡、惊悸盗汗、寐而不寐，或心脾作痛、嗜卧少食、大便不调，或肢体重痛、月经不调、赤白带下等症。

人参、白术（炒）、茯神、枣仁、当归、箭芪（各二钱），远志（一钱），木香、炙草（各七分），水煎服。

天王补心丹【73】

治心血不足、神志不宁、津液枯竭、健忘怔忡、大便不利、口舌生疮等症。

人参、玄参（炒）、丹参（炒）、天冬、麦冬（去心，一两），柏子仁（炒）、酸枣仁（炒）、远志肉（甘草煎水浸一宿）、白茯神、当归（酒浸）、生地（酒浸，各二两），五味子（蜜浸蒸，生用亦可）、桔梗（炒，各五钱），蜜为丸，白汤送服。

五宝丹【74】

治开瞽复明，瞳神缺者能圆，陷者能起，突者能平，真至宝也。

夜明砂（水淘净炒）、晚蚕砂（抹去土子）、凤凰衣（去硬壳火焙焦）、老母鸭肝（水泡切片，新瓦焙干，忌铁器）、嫩雄鸡肝（制同上），各为细末，等分和匀，每日早晚酒调服三钱，服至七日见效，重者再服一料自愈。

补中益气汤【75】

治劳倦伤脾，中气不足等症。

箭芪（炙）、党参（炙，各二钱），当归、白术、陈皮（各二钱），甘草（炙）、升麻（炙）、柴胡（炙，各八分），水煎服。

补心丸【76】

治眼痛不已，日久无光。

当归、人参、枣仁、柏子仁、茯神（各一两五钱），川芎、辰砂、琥珀、南星、半夏（各五钱），生地、远志、粉草、石菖蒲（各一两），共末炼蜜为丸，吞服菊花汤亦可。

补肝饮【77】

治乌睛陷下。

甘菊、甘草、山药（各二钱），熟地、防风、柏子仁、云苓、枸杞、白芍、柴胡（各三钱），水煎服。

镇肝饮【78】

治黑风内障。

菊花、旋覆花、石决、茺蔚子（各一钱五分），车前子、蔓荆子、枸杞子（各二钱），灯心三十茎，水煎服。

补肺散【79】

治白障点珠。（丹台玉案）

人参（二钱），白蒺藜、白石脂、白术、杏仁、苍术（各一钱），蛤蚧（炙）、车前子、旋覆花、玉屑（各一钱五分），北五味（二十一粒），黑枣（二枚），食后服。

明目益水丸【80】

治肾水枯竭、瞳仁散大，一切阴虚等症。

北五味、熟地、肉苁蓉（酒洗）、枸杞子、杜仲（盐水炒）、沉香（各一两），石斛（二两），青盐、磁石（煅，各四钱），菟丝子（三两），共为末，蜜丸，每服二钱，空心白汤吞服。

日新汤【81】

洗，烂眩风眼、云翳等症。

白矾、枯矾、青矾、青盐、铜绿、五倍子、红花（各三钱），白菊、花椒（各三钱），五味子（一钱），乌梅、桃仁（各七个），花针（七口），以上药配齐用布包好，扎紧用净水一碗，将药包放入水内，泡三日露三宿，去包，将水洗目即效，包中花针定化不见，久年云障，洗之稍痛易治，不痛者难治。

攻明汤【82】

熏洗，一切暴起火眼等症。

五倍子（四钱），白矾（一钱），皮硝（一钱），黄丹（五分），共细末入铜盆内，开水冲下，患眼者口含笔杆入水内吹之，上用衣覆头上，眼看水面热气上蒸，汗出即愈。

救急丹【83】

治拳毛倒睫，不治则扫起云障难愈。先服泻脾火，后服健脾药。

　　用硇砂少许、用石灰一茶匙浸匀，用笔失将涂眼轮上，片刻用手扯去倒毛，急用湿帕拭去药性，用蛋清调大黄末候拭去，以黄纸二层盛大黄末贴眼皮上，片时自愈，其人宜卧更妙。

五蜕散【84】

　　治一切内障神效方。（葆光道人）

　　龙蜕（即蛇皮）、蝉蜕、凤凰蜕（即胞鸡儿，蛋皮去壳）、人退（察纲目，乱发各人退爪甲，名筋退。此处用爪甲亦可）、蚕蜕（即蚕纸），右等分同煅存性，细末，每服用一钱。猪肝二两切片，掺上蒸熟，日进三服（前人退亦有用猪蹄壳烧灰代之更妙）。

蜘蛛散【85】

　　治目翳凶恶、赤肿胬肉等症。

　　大蜘蛛，三个，屁股后刺出水，合乳蒸，点之，其毒自退。

推毒散【86】

治蟹眼、疔眼不收，奇效。

坡上大花蜘蛛（三个，小者多用），用阴阳瓦二匹，放蜘蛛于阴瓦上，上用阳瓦盖之，以炭火焙干、存性为末，甜酒冲服，一方用地牯牛擂水飞过点之。

点瞎眼方【87】

（孙望林）

秘得真古铜一两，用火烧红，淬在醋内七次，候初伏头一日，用南荸荠三个，同古铜研细，入陈醋一两五钱，放太阳地晒之，每日搅晒至二伏头一日。又入荸荠三个细研，入醋同前，每日研搅至三伏头一日。俱同前一样加研晒，共一月三次，瓷器收之，骨簪蘸水、遇症点之，此药点后其痒非常，须令病者忍之，勿搭坏眼目。此药宜多制，听用药铺铜绿真者最少。

万明丹【88】

（黄晓峰 [①]）

凡眼药以芦甘石为君，先要甘石制就以为丹头，存贮听用。制炉甘石法，用浮甘石一斤，要体轻者佳，童便浸七日，用湘阳罐盛之，白炭火煅红，用药水倾入罐内，淬数次，以药水尽为度。

煅甘石药单

川连、荆芥、苏荷、苍术、生地、赤芍、胆草、连翘、川芎、北辛、黄芩、红花、防风、白菊、黄柏、归尾、木贼、羌活、甘草、大黄、栀子。

各三钱，煎浓二次，取药水七汤碗，每次倾一碗入罐内，淬七次，倾出细末，再另煎药水飞之。飞去浮门搅起浮浆，别于碗中澄底，沙尘石脚不用，将所澄浮浆用绢滤过澄清、别去药水，将甘石膏子摊晒构纸上，听其自干收存听用。

飞甘石药单

后煅药石亦用，此单煎水煅之。

---

① 峰：fēng。

黄连、白菊、银花、蒙花、蝉蜕、白蔻壳、桑螵蛸、蕤仁（去壳，各四钱），蛇蜕（二条），苏荷、防风、荆芥（各五钱），煎水飞药。

熬膏药单

川连（二钱），当归、木贼、羌活、防风、天麻、大黄、蝉蜕、荆芥、知母、白芍、青盐（去泥）、云苓、川贝、蕤仁、槐花、连翘、艾叶、白芷、车前子、枸杞、赤石脂、夜明砂、石菖蒲、草决明、胆草、赤芍、楮实子、青葙子、白蒺藜、甘菊、北五味、葶苈、麦冬、牛蒡子、桑白皮、蒙花（以上各七分），黄芩、黄柏、山栀仁、独活、川芎、白附子、生地、熟地、藁本、远志、前胡、北细辛、苏薄荷、柴胡、桔梗、石膏、谷精草、百部、杏仁、天冬、朴硝、元参、黄芪、大枫子肉（各一钱），槟榔、石决明、蔓荆、木通、千里光、茺蔚子（各一钱五分），生甘草（二钱），羊苦胆、白蜂蜜（各三钱），生姜（三片），人乳（二杯）。

以上七十二味，共煎浓汁，布滤去药渣复熬成膏，滴水成珠，收贮瓷罐内听用，不可入尘埃等物。每次用芦甘石丹头（一两），乌贼骨（去硬壳）、辰砂（水飞过）、硼砂（火煅）、水粉、蕤仁霜（各二钱），熊胆（一钱），麝香（一分），洋片（三分），共末为极细，用前所熬之膏调和为丸，如赤小豆大，专治云翳内障、胬肉攀睛、迎风流泪，昏花气蒙，烂眼搽于烂处即好，火眼即时消肿止痛。治七十二般眼疾，每用一丸，清凉水化开，人乳尤妙，牙簪点之，临睡点大眼角内，其效如神，百发百中。

异功散【89】

元亨利贞四单，治一切外障等症。

元字号用

甘石丹头（二两），珍珠（三钱，入豆腐中蒸过，温水洗三次，布包挝碎、研细末），玛瑙（三钱，煅），珊瑚（三钱，煅），雄精（二钱），共研极细，掺舌上如灰面者佳，入瓶听用，恐新瓷瓶，用铁丝入内搅之，恐有砂末。

亨字号

甘石丹头（二两），石燕（一个，火煅，药水淬七次，药水即前飞甘石药单，细末水飞过），石蟹（一个，煅同前），石决明（三钱，煅同前），黄丹（二钱），夜明砂（五钱，细末，水飞共末同前）。

利字号

甘石丹头（二两），辰砂（二钱，水飞），硍砑①（一钱），硼砂（二钱，煅），乳香（即岩蜂採松油作窝取来，酒炒黑，三钱），佛金（十张），共研同前。

贞字号

甘石丹头（二两），熊胆（三分），麝香（二分），洋片（三分），火硝（五分），金精石（三钱，煅），银精石（三钱，煅），雄精（二钱），元明粉（五分），共研同前。

四圣散【90】

君臣父子四料，治一切内障等症。

君字号

甘石丹头（二两），珍珠（三钱，制同前），玛瑙（三钱，豆腐蒸），珊瑚（三钱，煅），琥珀（三钱），硍砑（一钱），共研同前。

---

① 硍砑（kèn zhū）：即银朱，硫化汞。

臣字号

甘石丹头（二两），云母石（一个，火煅，药水浸），石燕（一个，火煅），石决明（三个，火煅），玄精石（三钱，火煅），黄丹（一钱），共研细末。

父字号

甘石丹头（二两），朱砂、辰砂（各二钱，水飞），海螵蛸（去壳，水飞，三钱），乳香、没药（俱制，各二钱），望月砂（二钱），夜明砂（五钱），硼砂（煅，一钱，共研同前）。

子字号

甘石丹头（二两），洋片（二分），熊胆（二分），雄精（三钱），牛黄（一钱，研同前），治一切石药火煅，用前飞芦石药单，煎水淬之。

大拨云散【91】

治云雾红筋、胬肉太甚，用之奇效。

黑铅（三钱），水银（三钱），硇砂（三分），火硝（三钱），共入湘阳罐内，上用碗正放，外用盐泥固口，火煅二炷香,久取出细末,加甘石丹头(五钱),珍珠(制,二钱),琥珀(二钱,煅),熊胆(二钱),牛黄(二钱,共研细末用)。

真人老眸散【92】

治外障鸡冠蟹黡等症。

红砒(火煅尽烟,三钱),白丁香(即麻雀屎,单立者佳,二钱),洋片(一分),麝香(一分),蛤粉(二钱),共乳极细用。

凡用硇砂、白丁香,不如鹰屎更妙。治鹰屎法,捉活老鹰一个,用古瓷器研极细,每日掺鸡肝上或猪肝、猪肉亦可喂之,将鹰系放大缸中或木桶内俟,鹰阿屎刮下阴干听用,不可多加鹰屎,对乳敷于古铜镜上,阴干刮下尤良。

搜风散【93】

治烂眩风眼、赤烂作痒等症。

甘石丹头(一两),洋片(二分),麝香(三分),雄精(三钱),铜绿(二钱),白矾(一钱),细研末用麻油调匀,敷大碗覆炉上,下用艾叶烧,烟熏七日刮下,研细,掺患处即效。或加覆盆叶,细末入内尤效,又用洗烂眩风眼方

【44】洗之。

风寒散【94】

凡眼热初起、一切风热等症。

甘石丹头（一两），老姜粉（三分，用老姜四两，洗净捣合，水布滤去渣，澄清别去清水，取粉听用），荸荠粉（一钱，澄法同姜粉），黄连粉（三分），白矾（五分），黄丹、血竭（各四分），水粉（三分），共乳极细点之。

武当秘授点眼仙方【95】

治远年翳障，并一切胬肉攀睛等症。

武当山上一仙方　　泄漏天机不可当
巴豆蕤仁和制石　　硇砂龙骨白丁香
不论远年翳膜障　　管教一点便开光

制甘石（二钱），巴豆（一钱），蕤仁（一钱，二味打碎同煎水去渣，以制甘石候干听用），硇砂（制，用田螺一个，清水内漂二日，泥净开口时，以硇砂三四分入内，候其化水，以银铫煎干收贮，每用二厘），龙骨（火煅，一分），白丁香（即麻雀屎，取两头尖者，用甘草水浸一宿晒干收贮，逢胬肉者加一二厘），共为细末点之。

观音光明诰【96】

救苦观世音　　施我大安乐　　赐我大方便
灭我愚痴暗　　除却诸障碍　　无明诸罪恶
出我眼室中　　使我视物光　　我今说此偈
洗忏眼识罪　　普放净光明　　愿现微妙相

每日清晨用净水一碗，持诰一遍，吹气一口入水碗内，持四十九遍，用水洗眼，能除障翳，即久矇治之，亦可愈也。

一方用青皮煎汤持诰，洗目更妙。

养目奇方【97】

晋范甯苦目痛，就张湛求方，湛乃曰，古方朱阳子乃得其术，以授鲁东门伯，以及汉杜子，夏晋左太冲，凡此并有目疾得此皆验。

夜省看书，减思虑，专内视。

简外视，晨兴迟，夜眠早。

凡此六事，熬以神火，下以气饮，蕴于胸中，纳诸方寸，修之一时，长服不已，非但明目，亦可延年，真奇方也。

算犯翳秘诀【98】

歌曰：（唐天佑）

鼠在壁头，牛在栏，虎坐灶，兔儿在团转，龙蛇枕边眠，马在堂前守花树，羊在楼梯，猴子椟上打秋千，鸡犬往来在门边，猪下厨中讨饭吃，又在厨中要油盐。天干：甲木、乙木、丙火、丁火、戊土、己土、庚金、辛金、壬水、癸水。地支：子鼠、丑牛、寅虎、卯兔、辰龙、巳蛇、午马、未羊、申猴、酉鸡、戌犬、亥猪，又五行颜色木青、火赤、土黄、金白、水黑。

凡算犯翳，起于甲子日，必是壁头上挂有木物之类，所犯如乙丑日，必是牛栏有木犯之说，余仿此犯处取动自愈。

看犯眼秘传【99】

（魏元琳）

翳障在瞳神乌轮者，属宅内；在白睛眼弦者，属宅外；大眦为阳，小眦为阴，内现人影者是亡魂，家魂不动，外魂或隐或现。曲腰者，讨坐位似坟墓者，上必生草，无草是孤魂。生嘴者是凶坟，男坟团女坟长如瞳仁，惊战者必受虚惊。红者主土，白者主石，黄色金灿者定是神犯，或香愿之类，巍峨如殿者庙宇之事，形势小者土地之类，形象方圆必是器用之物，或如神像，或似龙鳌。总之沟犯则现沟，塘犯则现塘，是物皆然。黑气主受邪风，心奸者眼角赤烂，亏心者目昏暗不清，此其大略言之。要在看时，心存正大意会天然，想到必是。如有精此者平日居心光明，神钦鬼伏方能有验，倘有不是劝勉为先，若是匪人学之则不应也。

吹眼翳法【100】

（略）

绩附眼科杂方

——出《证治准绳》

四物龙胆汤（海藏）

治目赤，暴作云翳，疼痛不可忍。

四物汤（各五钱），羌活、防风（各三钱），龙胆草（酒拌，炒焦）、防己（各二钱）。

上水煎服。

本事地黄丸

治风热上攻，眼目涩痛，不可服补药者。

熟地黄（一两五钱），黄连、决明子（各一两），没药、菊花、防风、上肉桂、羌活、朱砂（各五钱）。

细末，蜜丸梧子大。每服三十九，食后热水下。

桑白皮散

治肺气壅塞，毒热上攻眼目，白睛肿胀，日夜疼痛，心胸烦闷。

桑白皮、玄参、川升麻、旋覆花（去枝梗）、赤芍药、杏仁、甘菊花（去枝梗）、甜葶苈（炒）、防风（去芦）、黄芩、枳壳（去穰，麸炒）、甘草（炙，各一两）。

上为末，炼蜜为丸如梧子大，白汤服。

槐子丸

治肝虚风邪所攻致目偏视。

槐子仁（二两），酸枣仁（微炒）、覆盆子、柏子仁、车前子、蔓荆子、茺蔚子、牛蒡子、蒺藜子（各一两）。

上为末，炼蜜为丸梧子大，每服三十丸，空心温白汤送下。

垂柳枝煎

治风赤眼。

垂柳枝、桃枝、枸杞枝、桑枝（各长二寸，各七茎），马牙硝（二钱半，细研），竹叶（四十九片），黄连（去须）、决明子（各五钱），龙脑（细研，八两）。

上除硝龙脑外，以浆水二大盏于铜器中煎至一半去渣，以绵滤净，入硝及龙脑，搅匀更煎，令稠，每以铜箸头，取如小豆许点眼，日三五次。

涤风散

治风毒攻眼，赤肿痒痛。

黄连（去须）、蔓荆子（各五钱），五倍子（三钱）。

上锉细末，分三次新汲水煎，滤清汁以手沃洗。

拜堂散

治风赤眼。

上以五倍子研细末，贴破亦处。

车前散

治肝经积热，上攻眼目，逆顺生翳，血灌瞳仁，羞明多泪。

车前子（炒）、密蒙花（去枝）、草决明、白蒺藜（炒去刺）、龙胆草（洗净）、黄芩、羌活、菊花（去枝）、粉甘草（各等分）。

上为细末，每服二钱，食后米汤调服。

真珠散

治眼血灌瞳任生障膜。

真珠、水晶、琥珀、马牙硝（各五钱），朱砂（一两），龙脑（一分）。

上同研如粉，以铜箸取如半小豆大，点之。

旋螺尖起

搜风散治旋螺尖起外障。

防风、大黄、天门冬、五味子、桔梗、细辛、赤芍、茺蔚子（等分）。

上水煎，食后服。

糖煎散

治风毒攻眼，赤肿昏花，隐涩难开。

龙胆草、防杞①、大黄、荆芥穗、赤芍药、土当归、甘草、防风（各一两），川芎（五钱）。

上㕮咀为散，每服四钱，水盏沙糖一小块同煎服。

目痒驱风一字散

治目痒极难忍。

---

① 防杞：《证治准绳》为"防己"，余同。

川乌（炮）、川芎、荆芥（各五钱），羌活、防风（各二钱五分）。

上为末，每服一钱，食后薄荷汤调下。

拨云退翳丸

治阳跷受邪，内眦即生赤脉缕缕，根生瘀肉，瘀肉生黄赤脂，脂横侵黑睛，渐蚀神水，锐眦亦然，俗名攀睛。

蔓荆子、木贼（去节）、密蒙花（各二两），川芎、白蒺藜（去刺）、当归身（各一两五钱），菊花、荆芥穗、地骨皮（各一两），川椒皮（七钱），天花粉（六钱），薄荷叶、楮实子、黄连、蝉蜕、蛇蜕（炙）、炙甘草（各三钱）。

为细末，炼蜜成剂，每两作八丸，每服一丸，食后临卧细嚼茶清下。

上方为奇经客邪而作也，《八十一难经》曰：阳跷脉者起于跟中，循外踝上行入风也，风也者，脑户也，故以川芎治风入脑，以菊花治四肢游风。一疗其上一平其下。为君蔓荆子除手太阴之邪，蝉蜕、蛇蜕、木贼草、密蒙花除郁为臣，薄荷叶、荆芥穗、白蒺藜诸疗风者清其肝木，楮实子、地骨皮，诸通小便者利其下也为佐，黄连除胃中热，天花粉除肠中热，甘草和协百药，川椒皮利五脏明目。诸所病处血亦病，故复以当归和血为使也。

神消散

治眼内黄膜上冲、赤膜下垂。

黄芩、蝉蜕、甘草、木贼（各五钱），谷精草、苍术（各一两），龙蜕（三条，炒）。

上末，每服三钱，夜卧冷水调下。

磨光散

治诸风攻眼，消磨翳膜。

蒺藜（炒）、防风、羌活、白菊、甘草、石决明（煅）、草决明、蝉蜕、蛇蜕（炒）、川芎（各等分）。

瘀血灌睛宣明丸

治眼内血灌瞳神，赤肿涩痛，大热上壅。

赤芍药、当归、黄连、生地黄、大黄、川芎、薄荷、黄芩（各等分）。

上为末，炼蜜成丸梧子大，每服三十丸，食后米饮下。

分珠散

治眼患血灌瞳神，恶血不散。

槐花、白芷、地黄、栀子、荆芥、甘草、黄芩、胆草、赤芍、当归（各一两）。

上水煎服，春加大黄泻肝，夏加黄连泻心，秋加桑白皮泻肺。

五秀重明丸（《宝鉴》）

治眼翳膜遮睛，隐涩昏花，常服清利头目。

甘菊花（开头五百朵），荆芥穗（五百），木贼（去节，五百节），楮实（五百枝），川椒（五百粒，开口者）。

上为细末，炼蜜为丸，如弹子大，每服一丸，细嚼时时咽下。食后噙化，无时临卧，大忌酒面热物（无热者宜之）。

五蜕散

治眼中翳障。

蝉蜕、蛇蜕、蚕蜕、猪蜕蹄、鲮鲤甲、防风、菊花、草决明、石决明、甘草（各等分）。

上为细末，每服二钱，食后薄荷煎汤调服。

玉饼子

治翳膜。

海螵蛸、蛤粉（南康真，各五分），片脑（五分），黄蜡（五分）。

上为末，先熔蜡，持起搅微冷，入末为丸，如青葙子大。带扁些用一饼，临卧细入眼中翳膜上，经宿以水洗之，其饼自出。

照水丸

治翳神验。

海螵蛸（一钱），朱砂（五分），片脑（五分），黄蜡（八分）。

上末先熔蜡搅微冷，入末合为丸，如麻子大。带扁些，临卧纳眼中翳膜上。次日照水自落。

菩萨膏

治内外障。

滴乳、南硼砂（各二钱），片脑（五分），蕤仁（四十九粒，去皮熬），芜荑（四十九粒），白沙蜜（一两）。

上先将芜荑、蕤仁研，去油入诸药再研，取沙蜜于汤瓶上蒸熔，以纸滤过，同诸药搅匀，用瓶盛贮，纸封。遇患挑少许在盏内沸汤泡洗。

日精月华光明膏

能开一切内障，善治翳膜遮睛及攀睛胬肉。不日扫除，无问年久日深，或一目两目俱患，但能见人影者，悉皆治之，如云开见日。

黄连（四两，研末），当归（一两），诃子（一对，去核研），石决明（二两，研细），石膏（一两五钱，用腊八水或雪水浸三日），大鹅梨（二十枚，挝碎，用布扭去渣），猪胰（二具，草挟扭去筋膜），炉甘石（四两，久烧，童子小便淬烧五次），黄丹（四两，炒研细），马牙硝（飞过，二钱五分），铜绿（研）、真胆矾（研）、硼砂（另研，各一钱五分），没药（四钱，另研），乳香（三钱，另研），防风（一钱），天花粉（五分），轻粉（一钱，另研），麝香（五分，另研），片脑（五分，另研）。

上先将黄连等五味浸三日，却用大砂锅一口，内药水，再添满七分熬，重绵滤过至四五碗，却入鹅梨、猪胰，再熬至三碗，再滤过，再下锅，入炉甘石、黄丹，再熬至二碗。又滤过，再下马牙硝等八味。以槐、柳枝不住手搅匀，候成膏，仍滤净入瓶内，却入脑、麝、粉三味，搅匀，以油纸密封，勿令水入。放冷水浸三日取出，每用以铜箸点眼良。

保命集当归汤

治翳，补益瞳子散大。

黄连、柴胡（各一钱），当归身、黄芩、芍药（各二钱），熟地、甘草（炙，各三钱）。

上水煎，临卧服。

济阴地黄丸

治足三阴亏损，虚火上炎，致目睛散大，视物不的，或昏花涩紧，作痛畏明，或卒见非常之处等证，其功效与六味还少丹相似。

五味子、麦门冬、当归、熟地、肉苁蓉、山茱萸、淮山药、枸杞子、菊花、巴戟（各等分）。

上为末，炼蜜丸梧子大，每服七八十丸，空心白汤下。

瞳神紧小抑阳酒连散

治神水紧小，渐如菜子许，及神水外围相类，虫蚀者，然皆能睹物不昏、微有眊[①]羞涩之证。

生地、独活、黄柏、防风、知母、防杞（各三分），蔓荆子、前胡、羌活、白芷、甘草（生，各四分），黄芩（酒制）、栀子、寒水石、黄连（酒制，各五分）。

水二盏，煎至一盏，去滓，大热服。

上方抑阳缓阴之药也，以生地补肾水真阴为君，独活、黄柏、知母俱益肾水为臣，蔓荆子、羌活、防风、白芷，群队升阳之药为佐者，谓既抑之令其分而更不相犯也，生甘草、黄芩、栀子、寒水石防杞黄连寒而不走之药为使者，惟欲抑之，欲祛除也，酒制者为引导也。

补肾丸

治肾气不足，眼目昏暗，瞳仁不明，渐成内障。

[①] 眊（mào）：眼睛看不清楚，引申为糊涂。～聩（眼昏耳聋，糊涂）。"胸中不正，则眸子～焉。"

　　磁石（煅，醋淬七次，水飞过），菟丝子（酒蒸二次，各
二两），五味子、枸杞子、石斛（去根）、熟地（酒蒸，焙）、
覆盆子（酒浸）、楮实子、苁蓉（酒浸，焙）、车前子（酒蒸，
各一两），沉香、青盐（二味另研，各五钱）。

　　上为末，炼蜜丸如桐子大，每服七十丸，空心盐汤下。

四物五子丸

　　治心肾不足，眼目昏暗。

　　当归、川芎、熟地、白芍、枸杞子、覆盆子、地肤子、菟
丝子（酒浸，炒）、车前子（酒蒸，量虚实加减，各等分）。

　　上为细末，炼蜜和丸如桐子大，每服五十丸，不拘时盐汤
送下。

蛤粉丸

　　治雀目，日落不见物。

　　蛤粉（细研）、黄蜡（等分）。

　　上熔蜡，搜粉为丸，如枣大，每用猪肝一片二两许，劈[①]

---

① 劈：原作"邖"，据《证治准绳》改。

开裹药一丸，麻线缠，入罐内，水一碗，煮熟倾出，乘热熏目，至温喫①肝，以愈为度。

神水将枯泻胆散

治瞳仁干缺外障。

元参、黄芩、地骨皮、麦门冬、知母（各一两），黄芪、茺蔚子（各一两五钱）。

共细末，每服五钱，水一盏，煎五分，去滓食后温服。

转光丸

治肝虚雀目青盲。

生地、茯苓、川芎、蔓荆、熟地、防风、山药、白菊、细辛（各等分）。

上为末，炼蜜和丸如梧子大，每服二十九，空心桑白皮汤送下。

---

① 喫："吃"的异体字。

巅顶风证化痰丸

治挟痰湿者，动辄眩晕用。

大黄（酒蒸九次，二两），酒芩（七钱），白僵蚕、酒天麻、陈皮（盐煮去白）、桔梗（各五钱），半夏（牙皂姜汁煮，一两），薄荷（三钱），白芷、青礞石（各一钱）。

上为末，水滴丸如绿豆大，食后临卧茶吞二钱。

辘轳转关天门冬饮子

天冬、茺蔚子、知母（各二两），五味子、防风（各一两），人参、茯苓、羌活（各一两五钱）。

每服五钱，水一盏煎五分，去滓，食后温服。

黄连散

治烂眼弦风。

黄连、防风、荆芥、赤芍、文蛤、蔓荆、覆盆子根（即蒿秧苞根）。

上煎沸，入盐少许，滤净又入轻粉末少许，和匀洗眼亦效。

二妙散

养肝气，治目昏视物不明、泪下。

当归、熟地（各等分）。

上为末，每服二钱，不拘时候，用无灰酒调下。

泻肝汤

治目热内生粪者，脾肝受热故也。

桑白皮（一两），地骨皮（二两），甘草（五钱，炒）。

上㕮咀，每服三钱，白水煎，食后服。

楮实散

治冷泪。

楮实子（去白膜，炒）、夏枯草、甘草（各五钱），香附
（炒）、夏桑叶（各一两）。

上为细末，煎水调服。

漏睛五花丸

治漏睛脓出，目停风热，在胞中结聚脓汁，和泪相杂，常流涎水，久而不治，至乌珠坠落。

金沸草（四两），巴戟（三两），川椒皮、枸杞子、白菊花（各二两）。

上末，炼蜜丸梧桐子大，每服二十九，空心盐酒下。

决明散

治小儿痘疹入眼。

决明子、赤芍药、炙甘草（各二钱五分），天花粉（五钱）。

上为末，麝香少许和剂，三岁五分，米泔调，食后服。

蝉蜕散

治小儿痘疮入眼，半年已久者，一月取效。

猪悬蹄甲（二两，烧存性，为末），蝉蜕（一两，为末），羖羊肝（焙干，末，一钱五分）。

上药三岁一钱，猪肝汤调下，食后一日四服，一年外难治。

止泪散

治风眼流泪不止。

炉甘石（一钱），海螵蛸（三分），片脑（五厘）。

上研细末，点眼大眦，并目泪自收。

谷精散

治痣疮翳膜眼。

谷精草、猪蹄蜕（炒）、绿豆皮、蝉蜕（各等分）。

上为末，每服三钱，食后米汁水调下。

银海止泪散

苍术（米汁浸，两五钱），木贼（去节，二两），香附子（炒去毛）。

上为末，炼蜜和丸，如梧子大，食后盐汤送下三丸。

点眼药药性

甘石止痛泪，乳香、没药止痛散血。

青盐去障眵翳能凉血，铜青去风障正瞳神。

白丁香去胬肉扳睛，石蟹去胀眵消肿。

朱砂正瞳神，蕤仁去障眵解毒还睛。

明矾去障风翳，硼砂凉血去障。

枯矾去风障干烂眩，胆矾去翳。

血竭散血住痛，轻粉住痛杀虫。

巴豆去胬肉翳膜，水粉止泪生光。

玛瑙去障，熊胆分尘去垢散血翳膜眵胀。

珊瑚去障尘，黄连末解药毒通窍散血。

琥珀去障生光，硇砂熟用去翳膜生用烂肉。

龙骨去翳障膜止泪，牛黄正瞳生元清心止痛去障膜。

珍珠生用伤烂肉，熟用去膜生光。

炮炼法（并识真伪）

珍珠用人乳拌一宿，入豆腐内煮熟，熟者生光，生者伤睛。

玛瑙火煅、醋淬三次。

矾石烧过。

琥珀生研。

轻粉烧过。

石燕、石蟹煅，俱用醋淬四五次。

麝香用手操如丝者佳。

熊胆用篾盛上下去鲜血不断丝者乃真。

云母石炒脆。

石决明用青盐和泥，包，煨煅。

牛黄如千层饼样，一层黄一层黑者佳。

硼砂烧干不制。

文蛤一名海眼，即云南钱，同甘石一样煅。

白砒同明矾入瓦盆内烧，烟尽为度。

乳香用铜勺滚水煮之，成块在箸上炙煅去油。

没药箸上炙去油。

海螵蛸三黄汤煮，黄连、黄柏、黄芩。

牙硝萝卜汤煮，过冷，定取面上结浮者佳。

蛤粉烧过。

铜青放在姜内，外以纸包，火煨煅过。

翠青即青黛，滚水泡过。

青矾有硇砂者不可同用。

翠白即上好白瓷器醋，烧煅九次。

樟脑要升过。

绿矾滚水煮，再入瓦罐内煮干。

胆矾用红枣去核，入矾在内，火上烧半生半熟。

雄黄大者打开有一层粉即是雄精。

蕤仁去壳去油用。

海金沙、夜明砂水浸烂，用稀布袋盛之，淘去泥沙，取净如尖头者佳。

解郁药

黄连解郁热，椒目解湿热，茺蔚解气郁，川芎解血郁，木贼解积郁，羌活解经郁，磁石解头目郁。

随兼症加药

伤寒畏寒加麻黄，伤风畏风加防风，六经头痛加川芎。

太阳经加蔓荆，阳明加白芷，太阴加半夏，少阴加细辛。

厥阴加吴萸，巅顶痛加藁木，眉棱骨痛加羌活、白芷、黄芩。

牙痛加生地、升麻、蒺藜。胸中烦热，加栀子、茯苓。

小便黄涩，加黄柏、泽泻。妇人胎前，加黄芩、白术。

产后诸痛，加桃仁、当归，忌柴胡、黄连。

校注后记

一、作者生平介绍

王锡鑫（1808—1889），清代医家。名文选，字锡鑫，号席珍子，亚拙山人。其生卒年在《万县地区卫生志》和《万县文史资料选辑》记载为：生于清嘉庆十四年（1808）四月十三日……光绪十五年（1889）三月二十六日卒于万县天德门故居。原籍湖北石首县祖屋岭，祖父一辈举家迁万县大周里七甲向家石板古松崖，后移居万县苎溪河畔天德门（原三马路441号，即后世所称天德门）。

王锡鑫祖父秉泰、父亲均系习儒之人，因而家藏史籍善本文献颇丰，为王氏后来的成长奠定了很好的基础。王锡鑫自幼聪颖好学，后从父训，弃儒习医，潜心岐黄之术。其所著的《幼科切要》自序中记载，王氏先从同邑觉来先生处学习幼科，后又从三世医家彭宗贤、赵吉华等处研习痘科，随后遍读《内》《难》《本草》及历代医书，壮年即盛享医名。王锡鑫青年时即游学四方，足及名山大川，广交益友，涉世尤深。先后在万县、重庆、云阳、开县、奉节、忠县、巫山、成都、内江、宜昌等地行医讲学。清道光末年，在天德门开设"存存医馆"从事中医诊疗工作。当地凡贫苦百姓找他看病拿药一律免费，并且他先后去调养所、崇善堂及云阳的紫云宫、城隍庙等药店为群众义务诊病，在川东医林影响较大。1884年10月，他获慈禧太后所赐银牌，钦加六品衔龙章宠锡，是四川地区明清医家中杰出的代表之一。由于他医术高超、品德感人，给他赐匾的很多，如钦加同知衔特重庆府涪州正堂德奖匾"曾饮上池"；署理夔州府万县正堂新补营山县彭赠匾"灵丹妙药"；湖北荆州职员李春荣赠匾"仁心寿世"；重庆府职员徐成谱赠匾"扁鹊真传"。题诗相赠的亦不少，如南浦监生薰南陈焕奎诗云："门临天德近西关，觅见高人住此间；医药著书多岁月，琴棋养性拨尘寰；同仁正见阴功大，亚拙还徵妄念删；矍铄一翁存古道，身心只在云水间。"

王锡鑫一生医学著作颇丰：道光年间刊行过《活人心法》（4卷）、《遂生外科》，现存者有《医学切要》《眼科切要》《痘科切要》《外科切要》《奇方纂要》，合称《医学切要全集》，另辑刊《存存汇集》《日月眼科》《针灸便览》等，合称《存存汇集医学易读》。其所著《亚拙医鉴》《寿世医鉴》在光绪年间更曾三次刊行，另著《方便一书》《应验良方》《光明眼科》（1870年四川夔州府云阳县北岸培贤斋新刻本）等，对清末四川地区医学著作的繁荣作出了较大贡献。王锡鑫自道光至光绪年间授徒约 50 余人，将医术传播于长江流域，桃李满天下。

此外，王锡鑫还热心于地方和群众的公益事业。他家境并不富裕，却将诊费几乎全部用于救济民众，兴办文学，架桥修路。在他的主持下，创设了苎溪义渡，整修了长岭岗堰塘弯路段，兴建了长兴、仁寿、三多等桥梁。他还独自募修万州桥、天德门，并印刷劝世书 120 余部，又自撰《觉世箴规》一卷。他不但精于医学，而且长于书法；既喜欢诗词，又爱好琴棋。他与万县太白岩唐老道交往很深，曾多次为鹤龄道长题诗，至今太白岩摩崖壁上仍留有他在清朝同治至光绪年间的题刻多处。

二、《眼科切要》的学术价值

读《眼科切要》，我们可看到王氏从中医理论到临床各科多有涉及。其学术特色及价值如下。

1. 医理、证治和方药分类明晰，编号查阅方便。其自序云："……每当行有余力，翻阅历代名医诸书，照其脉诀、药性、汤头，并各种医理依法辑成，摘其切要，或分条目对证用药。或按病证察号觅方，共成六卷。"其意义在于"世之医者，智愚不一，敏捷者固可博览兼收，而性鲁者安能广搜遍记。且寿世之书，不在文义，苟辨真切。俾学者始则可诵读入门捷径，继览诸家方书，则了如指掌矣"。对此类著作的撰写目的和方法进行了透彻说明，这在当时是非常具有代表性的。

2. 将前人著述与自己观点经验紧密结合，有论有据、朗朗上口。《眼科切要》中，王锡鑫将深邃而显枯燥的中医眼科专业知识采用诗歌韵律的形式加以描述，可增强读者的记忆，真正达到了书贵传播之目的。如眼科切要歌诀云："要知目中精微论，聊作俚歌其相商，瞳神黑眼法于阴，白眼赤脉本属阳，阴阳相合如日月，晴明皆由五脏光，五脏六腑精华气，聚于眼中各有疆，瞳子骨精本由肾，黑眼筋精肝之光，络眦血精心脉现，白眼气精肺之芒，约束肉精脾之本，五脏虚实现明堂……"以俚歌的方式将五轮与阴阳、脏腑的辨证进行讲述；又如眼病歌诀中曰："心冷目昏气闷，肝冷时时泪零，脾冷隐涩难开，肺冷时昏光润，膀胱冷生昏暗，胃冷视物不明，昏沉大肠之冷，肾冷大小瞳仁。"短短几句即将冷泪的症状、辨证特点和脏腑归因叙述得非常明白，便于医家学习记忆。总之，王氏字里行间显示出他的医学与文学交融之功底，寓教于乐、寓医于文医。

3. 识病疗疾，内外兼用。从王锡鑫的医书中可以发现，其既穷医理，又精临床，既法古人，又多变通，在眼科方面结合了阴阳辨证、脏腑辨证的基本理论，也着重对眼科五轮辨证进行解析，并对症用药。以"目如针刺"为例：内服息气汤，用当归、白芍和血，柴胡、炒栀子、决明清热疏肝，茯苓培土，加用引经药物蒺藜直达目窍；内服助阳和血汤之意为，以当归、黄芪补气和血，柴胡、白芷、防风、蔓荆疏肝，引经药物升麻上达目窍，充分体现了散、补、疏、引的用方思路；同时外用将军冲翳散，共奏止痛明目之效果。王氏的这些内外兼用、通补皆顾的辨证用药经验至今仍可师可法，很具临床指导意义。

4. 本书中所总结出来的眼科专用效验方众多，且与道、儒思想紧密结合。如拔云退翳散、蝉花散、宁木汤、孙真人十大将军冲翳散、止泪补肝散，以及治眼疾的万明丹、大拔云散、异功散等都是经门徒世代相传的良方。在药物组方特色方面有很深的道家思想痕迹，如常用验方异功散，治一切外障。在制作方面，分为元、亨、利、贞四单，均以炉甘石为底，加入不同药物组方，颇具特色。四圣散则亦以炉甘石为底，分为君、臣、父、子四种组方，治一切内障等症。此类方剂亦有很多，其虽在制作工艺上叙述详细，但因现代滴眼液制作工艺进步，本书所述的大部分外用药物均不再广泛使用，逐渐在民间零散佚失。他的这些有效药方堪称巴蜀地区宝贵的中医药文化遗产之一，值得后人研究、保护与开发。